U0312991

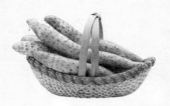

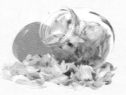

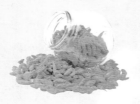

实用保健老偏方

所列偏方简单明确，可速查速用

小病小痛全扫光

胡维勤 主编

黑龙江出版集团
黑龙江科学技术出版社

图书在版编目（CIP）数据

小病小痛全扫光 / 胡维勤主编. —— 哈尔滨 ：黑龙江科学技术出版社，2017.6
（实用保健老偏方）
ISBN 978-7-5388-9130-0

Ⅰ．①小… Ⅱ．①胡… Ⅲ．①土方－汇编 Ⅳ.①R289.2

中国版本图书馆CIP数据核字(2017)第055218号

小病小痛全扫光
XIAOBING XIAOTONG QUAN SAO GUANG

主　　编　胡维勤
责任编辑　徐　洋
摄影摄像　深圳市金版文化发展股份有限公司
策划编辑　深圳市金版文化发展股份有限公司
封面设计　深圳市金版文化发展股份有限公司
出　　版　黑龙江科学技术出版社
　　　　　地址：哈尔滨市南岗区建设街41号　邮编：150001
　　　　　电话：（0451）53642106　传真：（0451）53642143
　　　　　网址：www.lkcbs.cn　www.lkpub.cn
发　　行　全国新华书店
印　　刷　深圳市雅佳图印刷有限公司
开　　本　723 mm×1020 mm　1/16
印　　张　7
字　　数　180千字
版　　次　2017年6月第1版
印　　次　2017年6月第1次印刷
书　　号　ISBN 978-7-5388-9130-0
定　　价　19.80元

序言

"身体是革命的本钱。"每个人都想拥有健康强壮的好身体。俗话说："病来如山倒，病去如抽丝。"再小的疾病都是一件很麻烦的事情。生病并不可怕，可怕的是不注意预防疾病。很多不治之症都是由于没有及时预防和治疗而导致的。在日常生活中，很多疾病是在不知不觉中发生的，即你还没搞清楚状况，就已经"惹"上了！为了你和家人的健康，不妨准备道"小偏方"。

偏方，是指药味不多，对某些病症具有独特疗效的方剂。偏方一直以来都深受人们的喜爱，民间自古就有"偏方治大病"的说法，直到今天，仍有很多饱受疾病困扰的患者在打听、寻找各种偏方。偏方之所以受到群众的欢迎，原因主要有四点：第一，偏方疗效显著，除了日常生活中的小毛病，对许多慢性病、疑难杂症及一些突发情况等也有很好的治疗效果。第二，偏方取材方便、经济实用，多采用一些常见的药材和姜、枣、鸡蛋等日常食物，材料简单、易找，且价格低廉。第三，偏方操作简便，只需对药材或食物进行简单处理，如水煎、泡酒、煮药膳或外敷，即可奏效。第四，偏方不良反应小，因其多取材于人们日常饮食，所用的药材也是来自于大自然的天然植物，且仅仅采用几味药材，甚至是单味药材治病，如板蓝根治感冒，治病方式较为温和，不良反应极小。可见，利用偏方治病经济、实用、方便、安全，是一个不可多得的治病方法。

　　本人将从医多年的临床经验及对民间偏方的所见所闻集合成册，从生活中常见的五官科、皮肤科、内科、外科等方面将特效偏方呈现给大家，书中所取偏方均删繁就简、贴近生活。在"就医难、用药贵"的大环境下，本书提供的偏方具有无可比拟的经济性，制作和服用均能因地、因时制宜，所列偏方体例简明，可速查速用，是现代人必备的日常疾病速查宝典，希望读者朋友们能从中受益，远离疾病。

　　胡维勤

目 录

第一章 | 五官常见小毛病，偏方帮你忙

第二章 | 皮肤问题常出现，试试经典偏方

第三章 | 巧用内科偏方，小病小痛一扫光

第四章 | 跌打损伤别着急，外科偏方显神奇

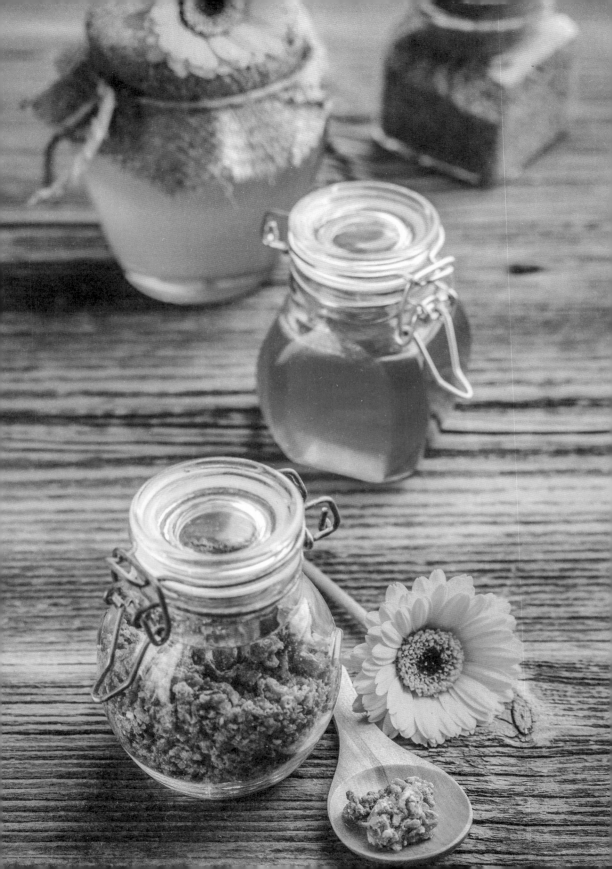

第一章

五官常见小毛病，偏方帮你忙

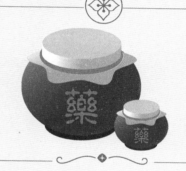

五官泛指脸的各部位，包括额、双眉、双目、双耳、鼻、双颊、唇、舌、齿和下颏，其中的耳、目、鼻、舌是人体重要的感觉器官，分别司听、视、嗅、味四种感觉，通过这四种感觉，可以分辨外界事物的各种属性，了解自身的状态。

五官科疾病的临床症状都比较明显，一旦发现应及早治疗，以免诱发其他病症，本章介绍了11种常见的五官科疾病，分别为口臭、牙痛、鼻血、酒糟渣、耳鸣等，针对每种病症，分别推荐了多个偏方供患者选择。

1. 偏方除口臭，自信健谈人缘好

症 状	口腔异味
偏方1	薄荷粥〉取薄荷叶，洗净，放入锅内加适量水熬。取汁待用。将粳米淘净，加水适量，火煮熟，再倒入薄荷汁，烧沸即成。
偏方2	老丝瓜汤〉老丝瓜1条，盐少许。将丝瓜洗净，连皮切段，加水煮半小时，放盐再煮半小时即成，每天喝两次。

口臭，向来都是一件让人倍感头痛、难以启齿的事。口臭会拉远人与人之间的距离，没有人愿意和口中有异味的人靠得太近，即使对方是你的朋友、爱人甚至儿女。因此，不论是出于礼貌、巩固家庭关系还是出于自身健康考虑，有口臭就应当及时治疗。

患者陈先生是个生意人，由于自身的工作性质，经常出去应酬，因此大鱼大肉、抽烟喝酒自然是避免不了。他一开口说话，一阵酸臭味便随之而出，让人难以忍受。陈先生说他发现自己近来口臭状况越来越严重，还时常肚子胀。以前他的小女儿很喜欢围着他转，现在都不愿意靠近了，让他痛苦万分。听陈先生说完他的情况，我大概知道他的口臭主要是由于肠胃食积引起的，根据他的症状我给他推荐了一个偏方，让他试用一下。具体做法是取大约10克薄荷叶洗干净，放入锅内并加适量水熬煮，取汁待用；将粳米淘洗干净，加水适量，用小火煮熟，再倒入薄荷汁，烧沸即可食用，每天一次，连吃一周。

薄荷粳米粥具有"通关节，利咽喉，令人口气清香"的功效，还可止痰发汗、消食下气、去黄厚腻之舌苔，能很好地缓解肠胃食积引起的口臭。服粥期间，可常吃柠檬加以配合治疗，因为柠檬能"和胃，解毒气"。取柠檬肉加开水冲泡食用可治食积口臭，有生津止渴，助消化之作用。也可取柠檬榨汁饮用，将柠檬皮细嚼咽汁。在这里要提示一下，薄荷虽能疏风散热、辟秽解毒，但肺虚咳嗽、阴虚发热者、表虚汗多者不宜使用，哺乳妇女一般不宜多用，因为薄荷还具有退乳的作用。

陈先生在食用我推荐的偏方一周后，神清气爽、春风得意地带着小女儿上门拜访我，说我给的偏方很合他的"胃口"，现在他的口臭症状慢慢地减轻。他深情的看了一眼缠着他的宝贝女儿，骄傲地对我说："我的人缘也越来越好了！"

说起口臭，还有另外一个案例，是关于我侄儿的。侄儿小刚是个大学新生，暑假回家就迫不及待地"闹"上了我，说他有难言之隐，我下意识的捂了捂鼻子。小刚说他发现自己有口臭，宿舍舍友、班里的女同学都不愿意和他说话，一向性格开朗的他，变得有点沉静忧郁，而且他的脸上、背上还会狂长青春痘，牙龈有时会红肿疼痛，大便也很干而且经常便秘。听他描述的这些症状很容易推断出他是胃热上火了，看着他着急的表情，我连忙给他推荐了一个偏方：取老丝瓜1条，盐适量。将丝瓜洗净，连皮切段，加水煎煮约半小时后加盐再煮半小时即成，每天喝两次。我还告诉他平常可多吃绿豆和藕节，因为二者都具有很好的清热解毒的作用。做法也简单，取绿豆和藕节同煮汤食用，每日一次即可，连用一周，口臭症状也可改善。

一周过后，侄儿一家请我吃饭，看到小刚脸上的青春痘少了，笑容也更灿烂了。我们俩互相看了一眼，会心一笑。那为什么小刚喝了我给他推荐的老丝瓜汤会收到这么好的效果呢？

因为《陆川本草》中对于丝瓜是这样记载的："生津止渴，解暑除烦。"老丝瓜汤很适合小刚这种胃热上火引

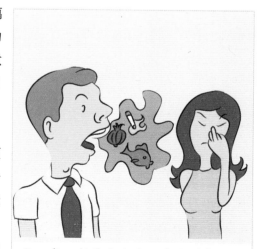

◎口臭一般是由上火、食积引起，日常生活中应多食清热解毒的食物，如薄荷、老丝瓜等

起的口臭，能帮他清热降火，消除口腔异味。

引起口臭的原因有很多，其最主要原因是口腔内的某些疾患，即口源性口臭，如牙龈炎、龋齿、牙周疾病等。此类口臭患者应及时到医院接受治疗，平常应注意口腔卫生，养成早晚刷牙，饭后漱口及舌面清洁的好习惯，平常可选择有消炎作用的牙膏。某些口臭属于非口源性口臭，即口腔临近组织发生病变，如化脓性扁桃体炎、萎缩性鼻炎等，由内而外发出臭味，此种口臭患者应及时找出原因，对症下药。

容易口臭的人，日常饮食应注意以清淡为主，多吃些新鲜蔬菜和水果，如冬瓜、西红柿等，饮食注意粗细搭配、营养均衡。忌吃辛辣刺激、油腻的食品，忌吃易使口腔产生异味的洋葱、大葱、大蒜等。

❖ 相关偏方

1.菊花茶：菊花20克，放4杯水煮成菊花茶。经常饮用此茶可除肝、胃疾病引起的口臭。

2.芦根：取鲜芦根40克、防风10克，加适量冰糖，煎汤饮服，每日3次，连服数日，即可去除口臭。

3.茶叶：（1）慢慢咀嚼若干片茶叶。可暂时消除口臭。（2）坚持每天喝1杯新茶泡的茶水，半月左右可根除。

4.橄榄明矾水：取明矾10克，溶于100毫升水中，再放入10个捣碎的橄榄，浸泡半小时后，用来漱口。每天3～4次，每次15分钟左右，连用2～3天，一般即可去除口臭。

5.藿香：取藿香（鲜品尤佳）15克，苍术10克，加水煎取药液500毫升后，再放入冰片1克溶化。然后每天含漱3～4次，至痊愈为止。

其实保持良好的心理和健康的身体，养成良好的规律生活，平素多食清淡之品，口臭自然会减轻。

❁ 2. 小小牙痛真要命，厨房香料治你病

症 状	牙龈肿痛
偏方1	丁香酒 〉将酒倒入酒杯中有八分满时，加入5克的丁香末，放入冰箱保存一周后即可取用。牙痛时用脱脂棉蘸些丁香药酒，塞进蛀牙洞，或者擦在牙齿的患部。
偏方2	醋花椒 〉食醋100毫升，花椒10克，水煎后待温含漱。或取花椒1粒，咬在牙痛处，可立即止痛，不包括龋齿。

俗话说："牙痛不是病，痛起来真要命。"牙痛的滋味，许多人都亲身体验过，确实令人难以忍受。特别是在夜晚，牙痛起来去医院很不方便，实在痛苦难耐，坐立不安，痛不欲生。这时候如果能掌握一些有效的应急方法，真可谓雪中送炭。

我有个习惯，就是会在家里备一些丁香酒。每当家人牙痛时，我就会用丁香酒帮他们止痛。其制法很简单：将白酒倒入酒杯中有八分满时，加入5克的丁香末，搅拌均匀，放入冰箱保存一周后即可取用。牙痛时用脱脂棉蘸些丁香药酒，塞进蛀牙洞，或者擦在牙齿的患部。牙龈间的热度退后，疼痛自然会消失。

这个方法之所以有效，主要靠的是丁香。《本草纲目》中记载："丁香味辛，性温，能温胃降逆，主治呃逆、胸腹胀闷等症。"因为它的麻醉性多少对蛀牙洞的疼痛有效。将丁香药酒放入冰箱冷藏使用，其中酒有消毒作用，加上冰凉的效果，对局部消炎、消毒是很有疗效的。经常牙痛的人，可适量备些丁香末，牙痛的

时候，取3克丁香末，加入200毫升的水中，制成丁香水用来漱口，可消除口腔异味，亦可预防蛀牙及牙龈炎，这对于习惯性的牙痛患者来说是一个很不错的选择。

但是有些牙痛是突如其来的，就是你防不了，也没有什么特别预兆。睡到半夜三更突然牙痛，这时我们一般不会立即上医院看医生，但在这个痛苦难忍的关头，又有什么有效的应急法可以缓解牙痛呢？在此我给大家推荐一个偏方——醋花椒疗法。患者可取食醋100毫升，花椒10克，加水煎煮，待水温后用来含漱。还有一个更简单的方法，就是取花椒1粒，咬在痛牙处，亦能迅速起到止痛的作用。

《神农本草经》中记载："花椒味辛，性温，主治风邪气、温中、除寒痹、坚齿明目。"花椒有麻醉作用，还能消炎止痛、抑制局部炎症反应，除此之外，花椒里含有的挥发油对6种以上的细菌、11种以上的真菌都具有较好的抑菌、杀菌作用；加入具有杀菌消毒作用的食醋一起煎水使用，止痛效果更为明显，对牙龈炎之类的感染性牙病可以起到治本的作用。

如果在家里一时找不到丁香和花椒，还可以试试按摩疗法。具体做法为：取肩井穴（此穴位于肩上陷中，患者可用患处对侧手的食、中、无名三指按在肩部，食指贴颈，中指指腹按压处即是），左右各一穴，找准穴位，用力按压，以能耐受为度，按压30秒，再压再放松，直至牙痛缓解为止。一般按压治疗，疼痛可明显减轻，经过1～3分钟，疼痛即可消失。碰到牙痛得无法睡觉，掌握一些简易的小窍门往往能够收到奇效。

牙痛最常见的诱因就是冷、热、酸、甜的食物，由于牙齿出问题导致其过度敏感，对入口的食物就会比较"挑剔"，因此要尽量避免这些刺激。建议经常用盐水漱口，盐水是很好的收敛止血剂，可以去除口腔物质。常用温盐水漱口，对牙痛的舒缓会有一定的帮助。另外值得一提的是，有时候牙痛并非由牙齿本身引起，特别对于老年人来说，如果突然牙痛，家属要想到有可能是心

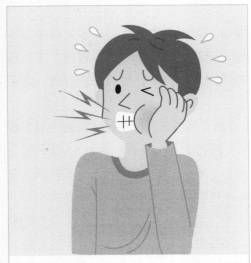

◎牙痛患者可每天用淡盐水漱口，能消炎杀菌、消肿止痛

绞痛，甚至是心肌梗死的原因，应尽快上医院检查，以免延误病情。

另外，指压对舒缓牙痛相当有效，但是必须按压到正确的指压点，即拇指和食指间的虎口处，不过要指压和牙痛不同侧的虎口，也就是说如果你是左边牙痛，那就压右手虎口。

 ## 相关偏方

1.生地煮鸭蛋：将生地50克用清水浸泡，备用；再把2个鸭蛋与生地，放进砂锅中，加适量水，共煮。蛋熟后剥去皮，再入生地汤内煮片刻，服用时加冰糖调味，吃蛋饮汤。本方可以清热、生津、养血，对风火牙痛、阴虚手心足心发热等有食疗功效。

2.绿豆荔枝：将绿豆100克和7粒去壳的干荔枝加水煮，将绿豆煮熟后连同荔枝一并吃。本方可治风火牙痛。

3.仙人掌：取一块鲜嫩肥大的仙人掌，用水洗净，去掉表面的刺，再剖成两瓣，把带浆的那面贴在牙痛部位的脸上。此法不但对牙痛有特效，而且对牙龈肿痛也有较好的疗效。

4.冰糖水：冰糖100克，清水一碗，放在锅里煮成半碗，一次服完，每日两次。有清热退火止牙痛之效。

5.蒜：独头蒜去皮，放炉子上煨热，趁热切开，外熨痛处，蒜凉了再换，连续数次有效。治风火牙痛。

（花）3. 流鼻血不要怕，偏方有奇效

症 状	流鼻血	
偏方1	艾草汁〉取适量新鲜艾草，用力搓揉，直到揉出汁液，然后用汁液擦到鼻孔里，很快止血。	
偏方2	大蒜泥〉大蒜1个，蒜去皮，捣烂如泥。左侧鼻腔流血者，将蒜泥敷于右足底心（即涌泉穴位）；右侧鼻腔流血，敷于左足底心。用纱布包扎，血止后即除去。	

　　一天傍晚，邻居领着他的孩子文文来找我。孩子在屋外玩耍时不小心跌了一跤，鼻子狂流血，邻居情急之下不知怎么办，就跑过来找我了。我看孩子的鼻血还在流，立即跑进厨房冰箱拿了一大瓶冰冻的矿泉水倒进一个大碗里，然后拿个小手帕，卷成细条状并浸泡在冰水里，塞进孩子出血的鼻孔里，同时叫孩子把整个鼻子浸泡在冰水里，以加强冷刺激。

　　我们都知道，血管遇到寒冷，就会收缩，所以在这个冷刺激下，立特氏区（小孩子鼻子出血有90%以上都是发生在鼻子里面一个叫作立特氏区的部位）的血管就会收缩，血就能一下止住了。看到孩子止住了血，邻居松了一口气，着急的心也一下子安定了下来，连忙跟我道谢。

　　很多人在遇到鼻子出血时，第一反应就是仰起头，以为这样可以让血回流，延缓出血的速度，从而把血止住。从科学的角度来看，这个做法是错误的，因为后仰并不能止血，只是让血液改变方向流向咽喉，甚至可能咽到食管流回胃里。所以当我们流鼻血的时候，科学的做法是把头向前倾，让血自动从鼻孔流出来。

除了以上文文的例子外，还有两个偏方想要推荐给大家，也是我亲身体验过的，当遇到鼻出血时，大家不妨一试。小时候我经常流鼻血，每到此时，母亲就会从田间地头采点艾草，然后用力搓揉，直到揉出汁液，然后用汁液擦到我的鼻孔里，鼻子居然很快就不再流血了。后来每当遇到天热或感冒出现流鼻血的情况，我就学着母亲用这种方法止血，很有效。艾草有调经止血、安胎止崩、散寒除湿的功效，对鼻出血有很好的止血作用。

推荐一道对缓解出鼻血的药饮，百合黄芩蜂蜜饮：鲜百合100克，黄芩20克，蜂蜜20克。黄芩洗净，切片，放入砂锅，加水煎煮30分钟，过滤取汁。百合择洗干净，放入砂锅，加水适量，大火煮沸后，改用小火煨煮至百合酥烂，加入黄芩汁，再煮至沸，离火，趁温热调入蜂蜜，拌和均匀即成。早晚2次分服。本食疗方对肺热上壅型鼻出血尤为适宜。

引起流鼻血的因素有很多：天气燥热，人在生气、发怒，甚至是休息不好时，都可能气血上逆，导致鼻腔出血；饮酒、食用过多的辛辣食物，也可能导致肺热，使人流鼻血；人在阳光下暴晒能导致头部的血管扩张，引起鼻子出血。夏天鼻子出血，除了气候干燥的原因外，还与人的年龄段有关。天气干燥时，老年人的鼻涕中很容易有带血丝的症状。如果老人突然发生鼻子流血很多，不容易止住的情况，就应该怀疑是不是患了高血压，最好到医院去检查一下。

鼻出血需要预防，尤其在干燥的季节里，对有鼻出血史的孩子，家庭应备有金霉素眼药膏，每天可在孩子鼻腔干燥时用金霉素眼药膏在鼻腔内均匀地涂抹，以滋润鼻黏膜；或用石蜡油、甘油滴鼻；也可以用棉团蘸净水擦拭鼻腔。还要控制儿童的剧烈活动，避免鼻外伤。

经常鼻出血的人还可能与缺乏维生素C和维生素K有关，老年人鼻出血则可能与动脉硬化、血管变得脆弱有关，

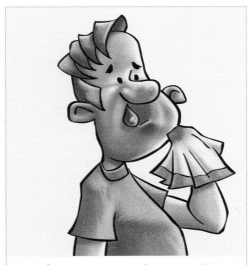

◎流鼻血时，不要仰起头，而是把头向前倾，让血自动从鼻孔流出来

这时候就不能与以上情况相提并论，要有针对性地做好防治工作。

鼻出血除了进行必要的治疗外，日常的饮食保健也很重要。饮食宜选用清淡而富含维生素、蛋白质、矿物质的食物，如荠菜、青菜、马兰头、莲藕、苹果、香蕉、雪梨、萝卜、花生米、苜蓿、白茅根、鲜芦根、绿豆等。忌食辛辣刺激、温热香燥的食物，忌烟、酒。

◈ 相关偏方

1.烤明矾：将烤明矾用温水溶解，再用脱脂棉揉成球形，蘸吸烤明矾放进鼻孔中。

2.小蓟外用方：小蓟鲜品适量，洗净、揉烂，塞患侧鼻腔。凉血止血，解毒消肿。能收缩血管，缩短出血、凝血时间而止血。

3.白及外用方：白及30克研成末，适量冷开水或糯米粥调至可成形，捏为条状，塞患侧鼻腔。止血，消肿生肌。

4.韭菜汁：新鲜韭菜150克。洗净韭菜，用布包裹韭菜，挤出汁来，连喝2杯，血即止住。

5.鲜藕汁饮：鲜藕300克洗净，磨烂挤压汁50～100毫升；每次50毫升，用少量白砂糖调匀，炖滚后服。可清热解暑，凉血止血。

6.按穴止鼻血法：当左鼻腔出血时，用左手中指按压左耳后乳突处最鼓点；右鼻腔出血时，用右手中指按压右耳后乳突处最鼓点，同时将头后仰，用嘴呼吸，一般数秒钟内即可止住鼻血。

7.旱莲小蓟汁：鲜墨旱莲30克，鲜小蓟草30克，鲜大青叶30克，鲜茜根30克。将上述药材切碎放入锅内，头煎加水浸过药面，煮沸后再煮5分钟左右，即可倒出药液，稍凉内服。每日1剂，分几次服完。

4. 赶走酒渣鼻就靠冬瓜瓤

症 状	酒糟渣
偏方1	冬瓜瓤外用方 取鲜冬瓜瓤部分，捣烂取汁液擦涂患处，可治酒糟渣。
偏方2	茭白外用方 茭白适量。把茭白去皮洗净，捣烂如泥，每晚睡前涂在鼻部，次晨洗去。同时取茭白150克，每日煎汤服用。

　　玫瑰痤疮又称酒糟渣，多见于30～50岁的中年人，女性多于男性，但严重病例一般见于男性，是一种发生于面部的慢性炎症性疾病。酒糟渣常发于颜面中部，鼻尖和鼻翼部，还可延及两颊、颌部和额部。轻度者只有毛细血管扩张，局部皮肤潮红，油脂多；重度患者可出现红色小丘疹、脓疱，严重者会产生鼻端肥大。多种因素都有可能诱发或加重疾病，包括局部血管舒缩神经失调，毛囊虫及局部反复感染，食用辛辣之品、饮酒、冷热刺激、精神紧张、情绪激动、内分泌功能障碍等。

　　鼻子的重要性，每个人都知道。不仅在于它是嗅觉的唯一通道，还在于五官的精致与否。得了酒糟渣，谁都不好受。不仅外人看起来不舒服，自己的信心也会大受打击。前段时间，有位刘先生来找我，他不幸得了酒糟渣。刘先生是湖南人，每餐没有辣椒就咽不下饭，由于长期的饮食习惯所致，他原本就有些油性的鼻尖和鼻翼周围长出了很多小红疹。刘先生说他是个销售人员，每天要面对很多的客户，现在得了这个酒糟渣让他尴尬不已，销售产品时也有所避忌，没那么放得开了，为此，他失去了很多机会。刘先生为了治疗这个病症，用了不少的药，但也不见效果，反而越来越严重了。

我告诉刘先生，可以用两个小偏方来试试，第一个偏方做法是取鲜冬瓜瓤部分，捣烂取汁液擦涂患处，每天晚上涂敷一次，一个月为一疗程。另外一个偏方做法是取茭白适量，把茭白去皮洗净，捣烂如泥，每晚睡前涂在鼻部，次晨洗去。同时取茭白150克，每日煎汤服用。

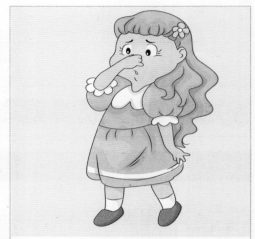

◎如果酒糟渣已引起了鼻部明显的血管扩张，建议配合激光、手术治疗，效果才会更好

这两个外用偏方主要是杀菌、杀虫、消炎，冬瓜瓤、茭白都具有清热解毒的功效，对于细菌、真菌都有较强的杀灭作用。

刘先生按照我的说法回家后便开始使用，一个月后如期复诊，我发现他的酒糟渣的皮疹果然明显减轻了，皮肤的颜色也基本恢复正常，他的笑容也挂在脸上了。

这里需要提的是，以上两个偏方比较适用于酒糟渣前期，一旦酒糟渣发展到了后期，如果长出肥厚的鼻赘，光靠吃药涂药就没什么效果了，只有通过手术切除才行。如果酒糟渣已经引起了鼻部明显的血管扩张，建议配合激光、手术治疗，效果才会更好。另外，酒糟渣一般多由毛囊虫感染而起，患者要戒酒、戒吃辛辣食物，并使用甲硝唑、硫黄软膏等外涂鼻子。

❀ 相关偏方

白果酒糟：白果仁3枚，酒糟少许。把白果仁和酒糟共捣烂如泥，每晚睡前敷于鼻上，次晨洗去。可解毒杀虫，适用于酒糟渣。

5. 耳鸣耳聋真闹心，莲子糯米齐上阵

症状	耳聋、耳鸣	
偏方1	**莲子糯米粥** 取莲子肉30克，加水煮烂，然后再加入糯米100克，煮粥食用。早晚一次，一个月为一疗程。	
偏方2	**掌心震耳** 两手掌搓热，用搓热的两手掌心捂住两耳，手掌与耳朵完全封闭，然后两掌突然松开，听到"叭"的一声，起到震耳的作用，共108次。	

在许多人眼里，耳鸣是一种常见的现象，不外乎是因为过度劳累或者用耳麦长时间听音乐，接听电话时间过长，尤其是接听手机时间过长造成的。没错，这些都是造成耳鸣的因素，但除此之外，造成耳鸣的原因还有很多，其他疾病也可能会造成耳鸣，如高血压、动脉硬化等。耳鸣虽称不上是致命性疾病，但间歇性的耳鸣对日常生活已造成很大的影响，甚至会降低听力、导致耳聋。保持好的生活习惯，并配合适当的饮食调理和按摩，对治疗耳鸣有一定的帮助。

前段时间接触到一个病人张大爷，耳鸣有2年了，耳朵总是嗡嗡地响。他说他耳朵边总是有刮风一样的响声，吃了很多药，也是毫无作用，后来也就没有继续治疗，但是被耳鸣折磨得日夜不得安宁，严重影响睡眠，实在痛苦。从张大爷的口述中，还得知其患有高血压，于是我给他推荐了一个偏方——莲子糯米粥，具体做法为取莲子肉30克，加水煮烂，然后再加入糯米100克，煮粥食用。早晚各一次，一个月为一疗程。

《本草纲目》记载："莲子味甘，性平，具有益精气、强智力、聪耳目、健

脾胃的作用，且可降血压。"可见，莲子对于老年性耳鸣、耳聋伴高血压者尤为适宜。这个偏方虽然简单，但很实用，既可降血压、改善耳鸣状况，还能强肾健体，很适合老年人食用。一个月后，张大爷回来复诊，他说他的耳鸣症状减轻了，睡眠也得到了改善。我告诉他要坚持服用，就算耳鸣好了，用莲子粥来养生也是很不错的。莲子虽能补脾止泻、益肾涩精、养心安神，但便秘、腹胀、消化不良者不宜多食。

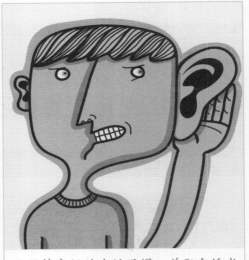

◎保持良好的生活习惯，并配合适当的饮食调理和按摩，对治疗耳鸣有一定的帮助

另外，耳鸣患者还可多煮点紫菜胡萝卜汤喝。做法为：取胡萝卜2根，紫菜10克，花生油2匙。先放入花生油烧热，放入切成片的胡萝卜炒制，加水适量，小火炖煮10分钟，出汤前放入紫菜，可加入适量盐、鸡精。胡萝卜素有"小人参"的美称，富含糖类、挥发油、胡萝卜素、维生素A、维生素B$_1$、维生素B$_2$、花青素、钙、铁等成分。中医认为胡萝卜有健脾和胃、补肝明目、清热解毒、降气止咳等功效。紫菜性凉，味甘、咸。具有化痰软坚、清热利水、补肾养心的功效。本汤富含维生素，长期食用，可改善听力。

同时，还可试试按摩法——掌心震耳（自行鼓膜按摩法），具体做法为：两手掌搓热，用搓热的两手掌心捂住两耳，手掌与耳朵完全封闭，然后两掌突然松开，听到"叭"的一声，起到震耳的作用，共108次。用掌心震耳法或鸣天鼓做起来很简单，而且效果也比较明显，不仅适合发病后治疗，也可以用来保健。经常做一做，可促进耳部循环，有效预防耳聋、耳鸣的发病。在进行食疗调理时，配合此法，效果更佳。

在日常饮食中，耳鸣患者应减少脂肪的摄入量，少吃肥肉和油炸食品等富含脂肪的食物；多喝牛奶，多吃含锌、铁高的食物或有活血作用的食物，如鱼肉、牛肉、鸡蛋、鸡肉、橘子、苹果、核桃、黄瓜、白菜、西红柿、胡萝卜、虾皮、香菜、海蜇皮、黄花菜、黑木耳、苋菜、韭菜等。有耳鸣症状的患者日常要避免使用耳毒性药物，少吸烟，少饮酒，生活作息有规律，睡眠不宜过长；要减少在噪声环境下工作时间，并减少日常接触噪声的机会。

❀ 相关偏方

1.菖蒲甘草汤：取石菖蒲20克，生甘草10克，先用冷水浸泡20分钟，然后用水煎30分钟，分2次服用，每日1剂，10天为1疗程，一般1～2疗程即可痊愈。

2.提拉耳垂法：双手食指放耳屏内侧后，用食指、拇指提拉耳屏、耳垂，自内向外提拉，手法由轻到重，牵拉的力量以不感疼痛为度，每次3～5分钟。

3.仙鹤草：取鲜仙鹤草（连根）150克，加冷水适量，大火煎成浓汁频饮，每日1剂，连用10天为1疗程。对链霉素及其他西药引起的耳鸣、耳聋疗效极佳。

4.路路通：取路路通15克，先用冷水浸泡20分钟，然后水煎30分钟成药液频饮，5天为1疗程，一般1～2疗程即可痊愈。

5.绿茶五味子饮：取绿茶1克、北五味子4克、蜂蜜25克。先以五味子250克，小火炒微焦为度，备用。用时按上述剂量加开水400～500毫升分3次温饮，每日1剂。主治耳鸣、腿软乏力。

6.咽凉开水：让患者口含凉开水，另一人站在患者一侧，手拎患者耳尖使外耳道变直，然后对着患者外耳道轻吹一口气，患者同时将口中的水快速咽下，重复一两次耳鸣可消。

6. 红眼病真吓人，桑菊饮好贴心

症 状	红眼病	
偏方1	桑菊饮 桑叶、野菊花各10克，水煎，先熏后洗，主治红眼病。	
偏方2	马兰头猪肝汤 马兰头50克，猪肝100克。马兰头洗净，同猪肝加盐、味精等调料，共炒食。	

　　红眼病又称为流行性出血性结膜炎，中医又叫"天行赤眼"，是一种爆发流行的、剧烈的急性结膜炎。红眼病是由于病毒、细菌感染所致，多见于夏秋两季，可散发感染，也可流行于学校、工厂等集体生活场所。该病特点是发病急、传染性强、刺激症状重，结膜高度充血、水肿，合并结膜下出血、角膜损害及耳前淋巴腺肿大。但对于红眼病也不必太惊慌，只要严格搞好个人卫生和集体卫生，勤洗手、洗脸，不用手或衣袖拭眼，就不易被感染。

　　前几天，黄小姐来找我看病。她得了红眼病，眼睛又痛又痒，滋味很不好受。她说她把氯霉素眼药水、金霉素眼药膏，还有氧氟沙星眼药水都用了个遍，都没有起效果，只好坐两个多小时的车来向我求治。我问了她症状，她的眼里有像水一样的分泌物，量不多并且不黏稠，诊断得知这是病毒感染所致，所以用氯霉素、金霉素等抗生素都不会起什么效果。

　　我告诉她，可以尝试一下这个偏方：取桑叶、野菊花各10克，加水煎煮，煎好后趁着热把眼睛凑到蒸气上熏，待水温冷却后，就用桑叶菊花水来冲洗眼睛10分钟，让水液进入眼皮下，使眼睛能充分接触到桑叶菊花水。每日2~3次，一般当天就能见效，坚持用上几天，就能治好红眼病了。黄小姐依照我的偏方熏洗了眼睛，当天就觉得眼睛舒服多了。

《神农本草经》中有记载："野菊花含有丰富的黄酮类化合物，具有抗菌、抗病毒的作用"，用于治疗红眼病具有确切的效果。搭配桑叶，可清肝明目、疏散风热，可用于治疗肝经风热，肝火上攻所致目赤、涩痛、流泪等实证，对治疗红眼病更是有效果。此外，野菊花还可用于治疗针眼。针眼又称麦粒肿，是眼睑感染细菌后引起的化脓性炎症，野菊花可抗菌消炎，所以对于治疗针眼亦奏效。由于野菊花性寒，脾胃虚寒者最好不要服用过多，同时，孕妇也应慎用。

另外，对于红眼病，我还有一个偏方推荐给大家：取马兰头50克，猪肝100克。马兰头洗净，猪肝洗净切块，二者加盐、味精等调料，一起炒食。此方可清热止血、抗菌消炎，适用于疫热伤络型红眼病。猪肝一向是清肝明目、补血养血的好帮手，加上清热解毒的马兰头，对于红眼病患者有不错的食疗功效，而且此法简单易做，可作佐餐。非红眼病人食用也能起到保护眼睛、清肝补血的作用。

红眼病是一种传染性很强的眼病，春、夏季易流行，在此期间，人们尽量不要聚集或到公共场所，如已传染上红眼病，应立即进行适当隔离，夏季绝对禁止游泳，患者洗面用具、眼部用品及眼药水应单独一份，经常消毒，对患者的个人用品（如毛巾、手帕等）要注意消毒隔离。不用脏手揉眼睛，勤剪指甲，饭前便后洗手。

红眼病患者家中应保持清洁通风，光线宜暗，外出戴有色眼镜，以免强光与烟灰刺激，加重病情。在饮食上，红眼病患者应忌吃热毒或煎炸油腻、辛辣的食物及高蛋白的虾蟹海鲜，多吃清淡食品多喝水，保持大便通畅。

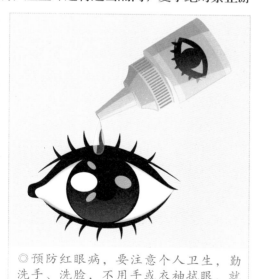

◎预防红眼病，要注意个人卫生，勤洗手、洗脸，不用手或衣袖拭眼，就不易被感染

患者单眼发病时，尤其要注意另一侧眼睛的感染。具体做法是点眼药前要

做好手部清洁，点完也要洗手，避免自行传染；眼药水瓶盖取下后要反方向放，避免眼药污染；点药时药瓶要离开眼睛，避免病菌感染另一侧眼睛和交叉感染。

相关偏方

1.桑叶公英饮：桑叶、蒲公英各60克，煎水代茶饮。药液冷却后也可用来洗眼睛。

2.苦瓜木贼草汤：苦瓜250克切薄片（干苦瓜125克），木贼草（笔壳草或笔筒草）15克切3～5厘米长短节，两味同时放入瓦锅，注入清水，小火煎至两碗，将渣滤去服用。早晚各1次，3天1个疗程。苦瓜味苦、性寒，具有解毒、明目的功效。对治疗红眼病有一定的疗效。

3.冬瓜薏米汤：冬瓜（连皮）500克切块、薏米15克、扁豆15克、木棉花15克煲汤（不放肉），加少许盐或糖调味食用。汤、渣均可食，有清热祛湿的作用。

4.木耳豆腐汤：黑木耳10克，豆腐30克，红糖适量，麻油适量，水煎服，每日1剂。

5.绿豆菊花饮：绿豆30克，杭菊花12克，桑叶12克，水煎2次，取汁加白砂糖15克，调匀饮服，每日1剂，连服一周。

6.柴胡菊花方：柴胡、板蓝根、野菊花各15克，黄连、黄芩、陈皮、牛大力（别名猪脚笠、金钟根、山莲藕、倒吊金钟、大力薯）、薄荷、僵蚕、升麻、大黄各9克，元参12克，甘草3克。水煎分3次服，数剂可愈。清热明目，对红眼病的治疗有不错的疗效。

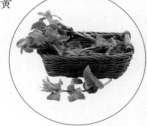

7. 面瘫了！别急！梅花针很靠谱

症状	眼角下垂、口眼歪斜等
偏方1	梅花针方〉以梅花针轻叩患者侧面部及耳周，视皮肤潮红为度，每日或隔日1次。可活血通络，适用于面瘫者缓解期。
偏方2	全蝎僵蚕方〉僵蚕、全蝎各60克，羚羊粉5克。将前两味药焙干后研成末，与羚羊粉混合均匀即可。每次服用5克，每日3次，空腹服之，半个月为一疗程。 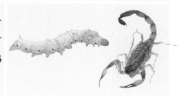

　　面瘫是一种比较复杂的面部疾病，发病原因大多由面部受凉、物理性损伤或病毒入侵所致，面神经的发病之初表现为面神经发炎，此时还未形成明显的面部症状，随着病情的发展，患者会出现眼角下垂、口眼歪斜等典型的症状表现，往往连最基本的抬眉、闭眼、鼓嘴等动作都无法完成。因为面瘫可引起十分怪异的面容，所以常被人们称为"毁容病"。面瘫严重影响了人们的生活，也打击着人们的自信心。

　　林先生是个爱美的小伙子，做销售，工作忙，经常要拜访客户很晚才回家。林先生很怕热，夏天没有空调就睡不着，每次下班回家洗完澡，开了空调就呼噜呼噜地睡着了。有一天他醒来洗脸、漱口时发现自己的一侧面颊动作不灵、嘴巴歪斜，吓了一大跳，赶紧打电话向领导请假，匆匆赶去医院看病，于是找到了我。我看了一下他的面部病情，还不算太严重。用针灸治疗面瘫一向是比较理想的方法，小伙子也不怕针灸，只盼病快快好。因此，我决定用梅花针疗法帮他治疗。具体做法为以梅花针轻叩患者侧面部及耳周部，视皮肤潮红为度，每日或隔日1次。可活血通络，适用于面瘫者缓解期。

梅花针的构造很简单，像个敲木鱼的小锤，只是锤头上嵌入了几根细针，用它在皮肤上像敲木鱼一样连续敲击，一般要求敲至局部皮肤发红为止。梅花针是针灸治疗的一种好方法，常用来治疗面瘫，尤其是对于一些难治的面瘫，使用梅花针疗法更能起到奇效。林先生按照我说的方法回去治疗，一个星期后回来复诊，他的面瘫已经好了一半。我叫他回家继续坚持用梅花针叩刺患侧，再过两周左右，就能完全康复了。

另外，我还给他开一个偏方：僵蚕、全蝎各60克，羚羊粉5克。将前两味药焙干后研末，与羚羊粉混合均匀即可。每次服用5克，每日3次，空腹服之，半个月为一疗程。可清热止瘫、祛风通络。在进行梅花针疗法时，可配合此偏方，效果更好，很快就能痊愈。

值得注意的是，僵蚕内服可能会有一些过敏反应，出现痤疮样皮疹及过敏性皮疹，一般停药后均能消失。少数患者有口咽干燥、恶心、食欲减少、困倦等反应。也由于僵蚕有抗凝作用，故血小板减少、凝血机制障碍及出血倾向患者应慎用。

像林先生这样的例子，其面瘫是由面部受凉引起，因此，除了要进行以上治疗外，平时的生活也需要规律。可用毛巾热敷脸，每晚3～4次，勿用冷水洗脸，遇到寒冷天气时，需要注意头面部保暖，戴上口罩。炎热的夏天，也不要太贪凉用空调，要适可而止。此外，面瘫患者在服药期间，忌辛辣刺激食物，如白酒、大蒜、海鲜、浓茶、麻辣火锅等。

很多面瘫患者在治疗期间，饮食方面不是很重视，在食欲下降以后，往往会出现挑食的情况，这对健康会造成一定的影响，患者的饮食应重视补充钙质和维生素。钙质能够很好地促进肌肉及

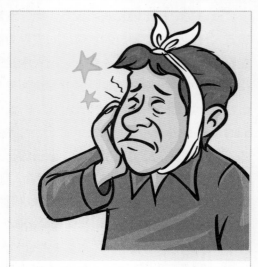

◎多吃富含维生素C和B族维生素的蔬菜水果，有助于面瘫的恢复

神经功能正常发育，患者发病后主要是面神经传导障碍而导致肌肉萎缩，所以生活中懂得补钙是非常重要的，排骨、奶制品等都富含钙质，可多食。对于能够提供丰富的维生素C和B族维生素的蔬菜水果如香菜、西红柿、冬瓜、胡萝卜、黄瓜、木瓜、杏、葡萄、苹果、菠萝、梨、桃、西瓜等，亦应多食。不仅有助于面瘫的恢复，对日常营养的补充也是很有必要的。

◈ 相关偏方

1.**天麻全蝎方**：天麻10克，全蝎3～5只，陈皮、生姜各适量，猪肉100克，生地黄20克，枸杞10克，煲汤食用。此品具有祛风通风、滋养阴血的作用，适合中期和恢复期的患者，特别是肝肾阴虚的患者。

2.**土茯苓薏米方**：土茯苓、薏米各15克，生姜2片，川芎3克，白芷5克，陈皮半瓣，大鱼头半个，煲汤食用。芎芷鱼头汤是具有消肿利湿的功效，主要适用于面肿、面瘫、风寒、长时间的服用激素、有明显的困湿现象。

3.**大枣粥**：大枣30克，粳米100克，冰糖适量，煮至熟烂成粥，本方功能补气养血，适用于气虚弱之口眼歪斜，气短乏力者。

4.**防风粥**：防风10～15克，葱白口茎，粳米30～60克，前两味水煎取汁，去渣，粳米煮粥，待粥将熟时加入药汁，煮成稀粥。能祛风散寒，用于治疗风寒袭络引起的面瘫，机体肌肉酸楚再合适不过。

5.**川芎白芷水炖鱼头**：川芎3～9克，白芷3～9克，鳙鱼头500克，葱、胡椒、姜、盐适量。大火烧沸，再以小火炖半小时，分早、晚食鱼喝汤。川芎、白芷有祛风散寒、活血通络的作用，适用于由受邪风引起的面瘫。

8. 丝瓜藤帮你解除鼻窦炎的难言之隐

症 状	鼻窦炎
偏方1	丝瓜藤末 取经霜打后的丝瓜藤阴干，粉碎为细末，每次6克，黄酒100毫升送下，不饮酒者可用白开水代替，早晚各一次，空腹服用。半个月为1疗程，休息5天后再进行第2疗程。 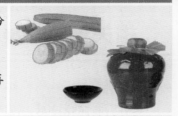
偏方2	冷水洗脸法 用手心盛自来水管放出来的冷水，捂在鼻子上，把冷水吸进鼻孔里，而后擤出来，再盛水吸进去，再擤出来，连续几次，每天坚持。10天为一疗程。

　　一个或多个鼻窦发生炎症称为鼻窦炎，累及的鼻窦包括上颌窦、筛窦、额窦和蝶窦，这是一种在人群中发病率较高的疾病，影响患者生活质量。鼻窦炎可分为急性、慢性鼻窦炎两种。急性鼻窦炎多由上呼吸道感染引起，细菌与病毒感染可同时并发。慢性鼻窦炎较急性者多见，常为多个鼻窦同时受累。

　　前几天，一个叫小张的高三学生来找我看病，他患了鼻窦炎。他说他最近经常鼻塞，呼吸不顺畅，上气不接下气，一直靠嘴巴呼吸。一旦感冒那鼻涕就黄黄的、稠稠的，有时还会流鼻血。听说长期这样下去不仅会造成呼吸不畅，还会影响智力和记忆力。现读高三的他，正是需要脑力、体力迎战高考的时候，得了这鼻窦炎可真是愁啊！他说他去药店买过很多药吃，也喷过很多喷雾剂，就是不见好，而且不良反应大，服药后总是精神恍惚，上课注意力不能集中，整天没有精神，学习效率很低。后来经人介绍找到了我，希望我能给他想个好法子。

　　听小张说完他的情况，我给他推荐了一个偏方，此偏方做法为取经霜打后的丝瓜藤阴干，粉碎为细末，每次6克，黄酒100毫升送下，不饮酒者可用白开水代替，早晚各一次，空腹服用。半个月为1疗程，休息5天后再进行第2疗程。

丝瓜藤治疗鼻窦炎有一定的科学依据，丝瓜藤经霜打后具有甘寒清凉之性，能清解内郁之热而升清阳之气以利窍；黄酒味辛性温，能散外表之寒邪以止痛。两者并用可清热散寒、升清降浊而清窍得以畅通。《本草纲目》记载丝瓜藤主治"脑漏"；《医学正传》记载丝瓜藤与温酒同服可治"控脑砂"。而"脑漏""控脑砂"都属现代医学的慢性鼻窦炎，说明古人早已认识到丝瓜藤有治疗鼻窦炎的功效。

不过，多数病人需要治疗2～3个疗程才能见效。此方直接用丝瓜藤研成末冲服，有人可能会感到吞咽困难。该部分人可取丝瓜藤用水煎服，每次10克，每日1或2次，5天为一个疗程，同时每日数次将少许丝瓜藤细末吹入鼻腔内，效果会更佳。

另外，我还建议小张用冷水洗脸。用手心盛自来水管放出来的冷水，捂在鼻子上，把冷水吸进鼻孔里，而后擤出来，再盛水吸进去，再擤出来，连续几次，每天坚持。10天为一疗程。用冷水洗鼻，可增强鼻腔对天气变化的抵抗能力，同时滋润鼻腔黏膜、清洁鼻腔。

两个月后，小张给我打电话，说他正在准备高考，没时间过来，但他说坚持按我的偏方使用了两个疗程后，现在感觉呼吸顺畅了很多，复习起来也更带劲了。

慢性鼻窦炎的病人由于病程日久，常伴有全身不适及容易烦躁等表现，居住室内应保持空气新鲜，冬季气温变化不应太大，注意休息，坚持治疗。患者可多做低头、侧头动作，以利鼻窦内脓涕排出。清洁鼻腔，去除积留的脓涕，保持鼻腔通畅。注意不要用力擤鼻，脓涕多者可先滴药、再擤鼻，以免单个鼻

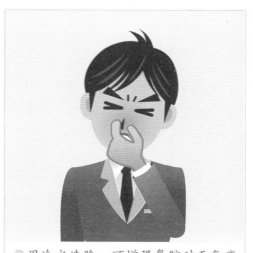

◎用冷水洗脸，可增强鼻腔对天气变化的抵抗能力，同时滋润鼻腔黏膜、清洁鼻腔

窦炎因擤鼻不当，将脓涕压入其他鼻窦而导致多个鼻窦发炎。另外，鼻窦炎患者要注意多喝水，不吃辛辣的食物，不要喝酒吸烟，不要在空气混浊的地方久留，天冷的时候避免受凉最好戴上口罩。

✽ 相关偏方

1.**葱白汁**：新鲜生葱，洗净，取葱白，捣烂，放几团指甲盖大小的药棉浸葱汁备用。治疗时先用棉签蘸淡盐水清洁鼻孔，然后将浸了葱汁的小棉花团塞入鼻孔内，保持数分钟，一开始感到刺鼻，渐渐会失去刺激性，当效力消失后再换新棉团。一天2~3次。

2.**黄芪炖乳鸽**：乳鸽1只，黄芪20克，山药15克，大枣8枚（去核），生姜3片。将乳鸽去毛与内脏，与上述药物放入炖盅内，加开水适量，小火炖3小时，调味吃肉饮汤。适用于肺气虚寒型鼻窦炎症、见鼻塞、多黏脓性涕、嗅觉减退，稍遇风寒等刺激，鼻塞及流涕加重，并有疲倦、气短、头晕或咳嗽，舌质淡，苔薄白，脉缓。

3.**白术苏叶猪肚粥**：白术30克，苏叶10克，猪肚100克（切片），生姜2片，粳米100克。先将白术、苏叶煎熬取汁，同猪肚、粳米煮粥，最后加入生姜等配料服用。适用于脾气虚弱型鼻窦炎症、见鼻塞、多黏脓性涕、嗅觉减退、少气乏力、食少腹胀、面色苍白、便溏，舌质淡，苔薄白，脉缓弱。

4.**辛夷煮鸡蛋**：用辛夷花15克，入砂锅内，加清水2碗，煎取1碗；鸡蛋2个，煮熟去壳，刺小孔数个，将砂锅复火上，倒入药汁煮沸，放入鸡蛋同煮片刻，饮汤吃蛋。

9. 口腔溃疡真痛苦，来片西瓜皮吧

症 状	口腔溃疡
偏方1	**西瓜汁** 西瓜半个，挖出西瓜瓤挤取汁液，瓜汁含于口中，2~3分钟后咽下，再含新瓜汁，反复多次。
偏方2	**西瓜翠衣茶** 西瓜皮30~50克，白砂糖少许。将西瓜皮切成小块，加水煎汤，取汁去渣，加入白砂糖，代茶饮。

现代人，特别是生活在大城市的打工一族，什么都要求快。走路赶车要快，工作要快、要有效率，就连吃个饭也要快！于是很多人选择吃快餐，一般来说，快餐多是重口味的，不是煎炸就是麻辣，食材和营养往往也比较单一。本身就处在一个急躁的年代，又加上这样一个充满火气的饮食习惯，"口腔溃疡"这个病也就见怪不怪了。不单单是上班族，现在很多小孩都喜欢吃肯德基、麦当劳这类的煎炸食物，吃多了容易上火，从而导致口腔溃疡。

炎炎夏日的一个夜晚，邻居一家带着一个西瓜来我家做客，说这么热的天气，带个西瓜来一起消消暑。我看到他家孩子小路有点不开心，平时大大咧咧的他，今天竟然安静得像个女生，于是我开起玩笑："小路还害起羞了啊？"小路尴尬地笑了笑，说他口腔溃疡了，难受得不想说话。小路是位刚毕业的大学生，刚刚在市中心找了份销售的工作，公司离家较远，除了早餐外，午餐和晚餐一般都是在外面解决，基本都是吃快餐，煎炸油腻吃多了，口腔溃疡也就来了。他说这已经不是第一次了，自从工作以来，口腔溃疡就反反复复地纠缠着他。小路张开口我看了一下，告诉他这是普通的口腔溃疡，只是嘴唇有一两个小泡，还不是很严重，不用太过担心。

对于小路这种情况，还不需要用到药品。但如果真要用药，那"药"其实就在我们身边，我笑着指了指他们带来的那个大西瓜。西瓜味道甘甜多汁、清爽解渴，一直以来都是人们盛夏消暑的佳果，能祛暑热烦渴，对口腔溃疡也有功效。我让小路把西瓜切开，挖出西瓜瓤挤取汁液，把瓜汁含于口中，2~3分钟后咽下，再含新瓜汁，反复多次。此外，我还让小路把吃剩的西瓜皮也带回家，将西瓜皮（西瓜翠衣）切成小块，加水煎汤，取汁去渣，加入白砂糖，代茶饮。此方具有泻热解暑，生津止渴的功效，适用于口疮反复发作。每天喝两次，一般1~2天就能迅速好转。过了两天，小路兴高采烈地来到我家，告诉我他的口腔溃疡已经好得差不多了！我提醒他别太得意，快餐要少吃，不然还是会复发。

西瓜虽能治病，但其性寒，脾胃虚寒、小便频数、小便量多、慢性肠炎、胃炎、胃及十二指肠溃疡等属于虚冷体质的人，不宜过多食用。同时，糖尿病患者、产妇及经期中的女性也不宜食用西瓜。

我还告诉小路，对于他这种复发性的口腔溃疡，如果不是很喜欢吃西瓜，还可以备点蜂蜜。每当口生疮时，将口腔洗漱干净，再用消毒棉签将蜂蜜涂于溃疡面上，涂擦后暂不要饮食。15分钟左右，可将蜂蜜连口水一起咽下，再继续涂擦，一天可重复涂擦数遍。蜂蜜具有润燥、清热、解毒的功效，对口腔溃疡亦有很好的效果。

在饮食方面，口腔溃疡患者应适当增加水果和蔬菜的摄入量，以便补充多种维生素和矿物质。还要多饮水，每天至少要饮1000毫升水，这样可以清理肠胃，防治便秘，有利于口腔溃疡的恢复。忌吸烟、少喝酒，少吃酸性食物如柑橘、西红柿或坚果，少吃过辣或过咸的食物，避免吃坚硬

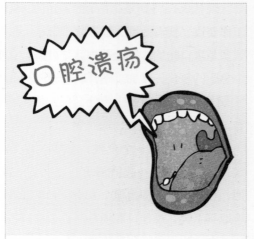

◎口腔溃疡患者应适当增加水果和蔬菜的摄入量，以便补充多种维生素和矿物质

的、太烫的食物和口香糖。此外，要保持精神轻松愉快和充分的睡眠，这对口腔溃疡的愈合都有帮助。

此外，口腔溃疡也被认为是身体变弱的信号，所以患者在治疗过程中，还应加强锻炼、合理调养以改善体质。

◈ 相关偏方

1.**苦瓜茶**：取鲜苦瓜160克（干品80克），开水冲泡，代茶饮。每日1剂。一般连用3～5日可显效。

2.**敷蜂蜜**：每日晚饭后用温开水漱净口腔，取一勺蜂蜜，原汁的最好，敷在溃疡表面，含1～2分钟，然后咽下，重复2～3次，连续治疗2～3天可痊愈。

3.**浓茶漱口**：用浓茶漱口，因茶中含有多种维生素，能防治各种炎症，对口腔溃疡面的康复，有一定的辅助治疗作用。

4.**绿豆鸡蛋汤**：绿豆60克，鸡蛋一个，把绿豆洗净，用砂锅烧水100毫升，用火煮熟，用此绿豆水冲鸡蛋，温服，严重者每日两次。主治口疮，溃疡疼痛。治疗时忌食辛辣、干燥之品。

5.**全脂奶粉**：选用全脂奶粉，每日2～3次，每次一汤匙，加少许白砂糖，开水冲服，晚间休息前冲服效果更佳。一般2天溃疡症状即可消失。

6.**浓茶**：我国明代药典《本草纲目》称："茶苦而寒，最能降火……火降则上清矣。"据研究表明，茶含鞣酸，具有收敛作用，浓茶漱口可促使口腔溃疡愈合。

7.**涂敷维生素E**：用针刺破维生素E胶丸，将其挤出涂于口腔溃疡处，保留1分钟，每日用药4次，于饭后及睡觉前用，一般3天可痊愈。

10. 芝麻油治过敏性鼻炎，靠谱！

症 状	过敏性鼻炎	
偏方1	**苍耳麻油** 苍耳子50克。将苍耳子轻轻锤破，放入小铝杯中，加入麻油50毫升，用小火煮沸，去掉苍耳子。待油冷后，装入干燥清洁的玻璃瓶内备用。用时取消毒棉签蘸油少许，涂于鼻腔内，每日2～3次，2周为1个疗程。	
偏方2	**芝麻油** 以芝麻油滴入每侧鼻腔3滴，每日3次。清热润燥，消肿。用于治疗各种鼻炎。	

过敏性鼻炎是发生于鼻部的I型变态反应。临床特征为反复发作性鼻痒、喷嚏、流大量清涕，以及发作时鼻黏膜苍白，呈季节性或常年性发作。可发于任何年龄，但以青少年多见，发病率高。增强体质，注意冷热，加强保护等是预防过敏性鼻炎的重要措施。

刘女士十多年前就患有过敏性鼻炎，一过立秋就开始打喷嚏、流鼻水、鼻痒、鼻塞，严重时根本无法入睡。多年来吃过许许多多的药，也喷过很多喷剂，但一直都不见好。由于长期吃药的缘故，精神也不能集中，上班总走神、爱发呆，如今还患上了慢性胃炎，让她苦不堪言。经人介绍，她来医院找到了我。

我告诉她，过敏性鼻炎要根治到现在来说还是很困难的，但我们可以对它进行控制。我给刘女士推荐了一个偏方，如文前偏方1。苍耳子治疗鼻炎是很常见的一种方法，很多治疗鼻炎的中成药中也都含有苍耳子，苍耳子具有散风除湿、通窍止痛的功效，对过敏性鼻炎引起的鼻塞有很好的通窍效果。但是苍耳子有毒，使用的时候要谨慎，如果超出安全用量很可能会中毒。

运用生黄芪20克，百合20克，红枣20枚。水煎，每天分两次服用，喝汤吃百合、红枣。有增强抵抗力，抗过敏，安神的效果。发作时一般服用2~3天即见效，季节交替时服用有预防复发的效果。

另外，还有一个更简单、更安全的方法，就是直接用芝麻油擦鼻：取适量芝麻油滴入每侧鼻腔3滴，每日3次。

芝麻油中含有40%左右的亚油酸、棕榈酸等不饱和脂肪酸，容易被人体分解吸收和利用，以促进胆固醇的代谢，并有助于消除动脉血管壁上的沉积物。过敏性鼻炎是特异性体质的人接触过敏原刺激产生，主要表现为鼻痒、喷嚏、流清涕、鼻塞。芝麻油滴鼻后能润滑鼻腔黏膜，让呼吸顺畅，缓解鼻炎症状。但鼻塞严重时不要滴，可变换一下体位，待鼻子通气后再滴，滴前将鼻涕擤干净。

刘女士回去之后，按我的方法用了两周后打电话来跟我说，她的鼻炎有好转，鼻塞、鼻痒情况没有之前那么严重了，她现在不再吃那么多药，精神好多了。我让她要持之以恒，肯定会有收获的。

中医认为，鼻炎患者属虚寒体质。寒凉最易损伤肺脾阳气，加重虚寒症状。低温食物可能造成呼吸道过敏反应加重，诱发过敏性鼻炎。因此，应当避免冰品、寒凉生冷之品。

过敏性鼻炎就其病理分析，是因患者体内含有过敏原，当患者体质及身体免疫力下降后，出现过敏体质，对过敏物质适应能力下降，导致过敏症状。通过锻炼身体可增强体质，增强免疫力，增强对过敏物质的适应能力，也可达到治疗的目的。

在饮食上，过敏性鼻炎患者要忌食寒凉生冷食物。慎食牛奶、鸡蛋、鱼、虾、蟹类食物。有人认为，牛奶、鸡

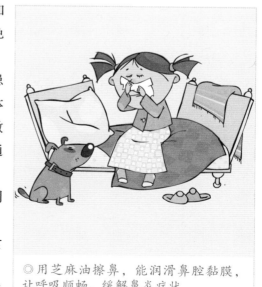

◎用芝麻油擦鼻，能润滑鼻腔黏膜，让呼吸顺畅，缓解鼻炎症状

蛋、虾、蟹类食物容易引起过敏，所以在患有过敏性疾病时应尽量避免食用，不宜食用牛肉、巧克力、柑橘汁、玉米、乳制品、燕麦、牡蛎、花生，鲑鱼、草莓、香瓜、西红柿、小麦等。忌刺激性食物，如辣椒、芥末等味道刺激的食物，容易刺激呼吸道黏膜。

❀ 相关偏方

1.菊花栀子饮：菊花10克、栀子花10克、薄荷3克、葱白3克、蜂蜜适量。将上述药物用沸水冲泡，取汁加蜂蜜调匀。代茶频饮，每日1剂，连用3~5日。

2.姜枣饮：生姜9克、大枣9克、红糖70克。上述药物加水煎，取汁即可。代茶饮用，每日1剂，连用3~5日。

3.葱汁：葱适量。将葱捣烂取汁。每晚用药棉蘸葱汁，塞患处鼻内。

4.热水熏鼻：每天用热水蒸气熏鼻或用热毛巾敷鼻部，促进局部血液循环，增强鼻部抵抗力。

5.黄芪百合饮：生黄芪20克，百合20克，大枣20枚。水煎，每天分两次服用，喝汤吃百合、大枣。有增强抵抗力，抗过敏，安神的功效。发作时一般服用2~3天即见效，季节交替时服用，有预防复发的效果。如能长期坚持服用部分患者有望治愈。

6.大蒜敷鼻子：把大蒜洗净，沥干水分，然后捣烂。把捣烂后的大蒜用干纱布包好，挤压出大蒜汁液。把大蒜汁液滴到鼻孔内，每次滴2滴。接着用手按压住两侧鼻翼，帮助让鼻孔内能够均匀沾到大蒜汁。

11. 夜盲烦恼多，二方解你忧

症 状	夜盲症
偏方1	鲫鱼汤 > 新鲜鲫鱼，洗净，清炖鲫鱼汤，食鱼饮汤。
偏方2	猪肝枸杞汤 > 猪肝200克，鲜枸杞叶150克，先将猪肝洗净切条，同枸杞叶共煮，饮汤食肝，每天2次。

　　夜盲症俗称"雀蒙眼"，指在夜间或光线昏暗的环境下视物不清，行动困难。现在夜盲症的发病率是很高的，其危害性也比较大，会对患者的身体和生活造成一定的影响。如果人们不及时做好夜盲症的预防工作，就可能会让此病危害到您的健康。

　　近两年，我接触过的夜盲症病人不少，其中最令我印象深刻的是准备迎接高中生活的小花，刚刚经历过中考的小花，在妈妈的陪同下来到我的科室。小花说她自从中考后，发觉自己的眼睛越来越不好使了，她家住在五楼，楼梯灯光比较昏暗，她每次晚自习回来爬楼梯常常看不着梯级，跌倒过几次呢！小花在讲述的同时，小花妈的脸上也露出了心疼着急的神情。

　　我问小花妈："小花平时的饮食怎样？"小花妈说："小花比较挑食，加上要准备中考，我怕孩子体力不支，经常会买很多肉食给她吃，还炖很多补品给她补身体。"我又问："那小花喜欢吃动物肝脏、胡萝卜之类的食品吗？"小花妈说："不喜欢，她从不喜欢吃动物的肝脏，蔬菜也很少吃。""那我知道了。"我说。

听小花妈讲完小花的情况后，可以诊断小花的夜盲症主要是缺乏维生素A所致，所以治疗也应以补充维生素A为主。我推荐了两个偏方给她，第一个偏方是鲫鱼汤，具体做法为取新鲜鲫鱼1条，生姜3片。鲫鱼洗干净，与生姜一起放入锅中煮汤，食鱼饮汤。鱼类含有丰富的维生素A，最适宜夜盲症患者食用，还可以预防干眼燥症和各种角膜炎。

另一个偏方是猪肝枸杞汤，做法为取猪肝200克，鲜枸杞叶150克，先将猪肝洗净切条，同枸杞叶共煮，饮汤食肝，每天2次。此方具有益精补肝、明目的功效，适用于夜盲症、视力减退的患者，有改善视力的作用。

我跟小花妈说："小孩偏食本身就是一个不好的习惯，做父母的应该要帮她改正，而不是处处由着她。如果她还是像以前一样偏食挑食，不仅夜盲症，营养不良、肥胖症这些更大的疾病也会缠上她。"小花妈连忙点头说好。

一个月后，小花妈带着小花来复诊，说按照我给的偏方煲了汤给小花喝，两周后视力就开始有改善了。我说这个需要持之以恒，不要以为有好转就停下来，维生素A是我们一直都需要补充的。

其实预防夜盲症并不难，首先要科学安排饮食，特别对婴儿和发育时期的青少年，应提倡饮食多样化，除主食外，副食方面应包括鱼、肉、蛋、豆类、乳制品、动物内脏及新鲜蔬菜等。另外，夜盲症患者还可多吃富含维生素A的水果，如苹果，俗话说："每天一苹果，医生远离我。"每天一个苹果不仅能防治夜盲症，还能远离很多疾病。此外，要多做户外活动，多接触阳光，注意卫生。这样不仅可以预防夜盲症，还可预防全身性疾病。避免过度疲劳，禁食有刺激性及燥热食物，不饮酒、抽烟等。　另外，命门火衰所致的夜盲症患

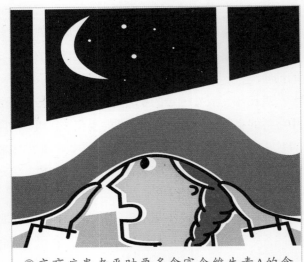

◎夜盲症患者平时要多食富含维生素A的食物，如胡萝卜、猪肝等

者，除要补充维生素A外，还要补肾。宜多食补肾壮阳的食物，如韭菜、核桃、黑豆、黑米等。平时应注意按时休息、膳食搭配要合理，以增强体质。

 ## 相关偏方

1.红番薯叶羊肝汤：红番薯叶150～200克，羊肝200克。把红番薯叶洗净，切碎，羊肝切片，加水同煮。食肝饮汤，连服3日，每日1次。补肝养血，清热明目。用治夜盲症。

2.谷精夜明砂蒸鸡：鸡肝1副（连肫同用），谷精草15克，夜明砂10克（中药店有售）。鸡肝肫去污膜洗净，同谷精草、夜明砂加少量开水隔水蒸熟。吃肝饮汁。

3.菠菜猪肝汤：鲜菠菜60～90克，猪肝120克，同煮汤食之。能提高视力，可治夜盲症、视力减退。

4.野鸡炒胡萝卜：野鸡肉150克，胡萝卜50克，各切成丝。油锅烧热煸炒葱花出香味，下双丝炒，加精盐、酱油等调料炒熟即可食用。补肝明目，治疗肝虚所致的眼花、夜盲症。

5.猪肝鸡蛋汤：猪肝100克，洗净切片，加水适量，用小火煮汤。肝熟后加豆豉10克、葱白2根，沸后打鸡蛋2个。喝汤，吃猪肝、鸡蛋。可以常食用，补肝明目。可治营养性弱视、夜盲症。

6.菊花丸：菊花100克、巴戟天30克、肉苁蓉100克、枸杞100克组成制成蜜丸，每次服10克，每日3次，有补肾壮阳、明目之功效，适用于命门火衰引起的夜盲症。

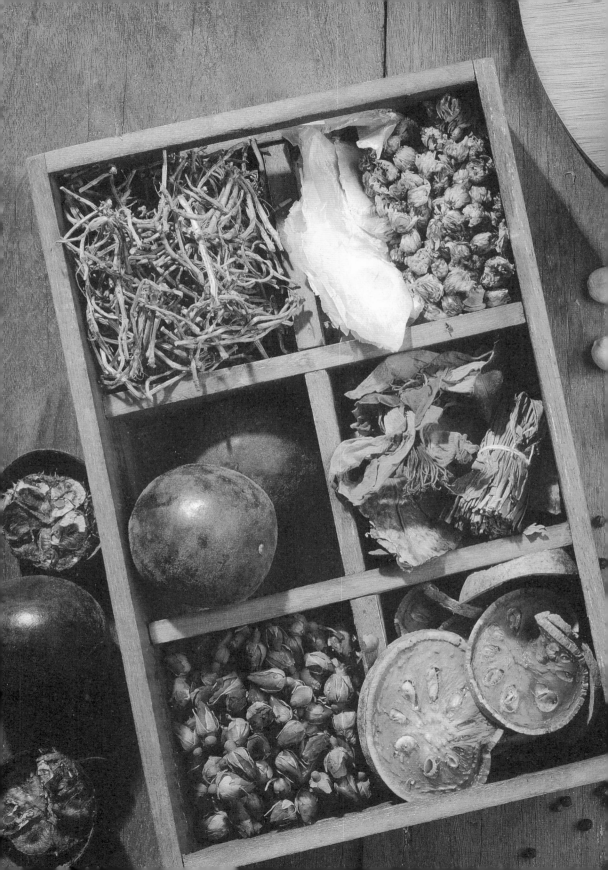

第一章

皮肤问题常出现，
试试经典偏方

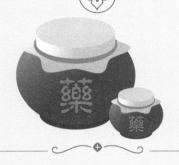

　　皮肤作为人体的第一道生理防线和最大的器官，时刻参与着机体的功能活动，维持着机体和自然环境的对立统一，机体的任何异常情况也可以在皮肤表面反映出来。皮肤病是有关皮肤（包括毛发和指/趾甲）的疾病，是严重影响人们健康的常见病、多发病之一，皮肤病的发病率很高，常只影响外观，一般不会危及生命健康，仅少数症状较重者会危及生命。

　　常见的皮肤科疾病有痤疮、脚气、冻疮等。本章介绍了6种常见的皮肤科疾病，并分别推荐了对症的小偏方供患者选择。

1. 去除头皮屑，就用苹果醋汁洗头

症 状	头皮屑	
偏方1	苹果醋汁〉苹果汁半杯与米醋2汤匙倒入脸盆中，充分混合。先用洗发水把头发洗干净，然后将洗净的头发放入盛有苹果醋汁的脸盆中，以梳子蘸取苹果醋汁来梳理头发，最后用洗发水清洗干净。	
偏方2	啤酒去屑法〉先用啤酒将头发弄湿，保持15～30分钟，并不断揉搓头皮，然后用温水冲洗，最后用普通洗发水洗净。每日1～2次，连用4～5次即可除去头屑，止痒。	

　　黄小姐是一家外企的总经理秘书，平时要接触很多的人，对形象的要求很严格。近一年来，黄小姐的头皮出现了很多白色的头皮屑，而且特别痒，差不多每天都得洗头，如果隔两天不洗头，不但痒得难受，而且头皮屑就像雪花似的往下掉，要是穿一件深色的上衣，就能看到上面一层白皮屑，非常难看。这让她懊恼不已，她问我有什么特效方法。

　　我看了一下黄小姐的头发，头皮屑很多，也比较油腻。我问她是不是经常熬夜，她点了点头。她说她出来工作后就养成了熬夜的习惯，一般都是十二点之后才睡觉的。有时还会失眠，因为工作压力大。我跟她说："你这是因为睡眠不足导致头皮油脂增多而产生的头皮屑。"她呆住了，惊叹道："原来熬夜也能引发头皮屑啊！"

有熬夜习惯的人可能会发现，熬夜之后头发特别容易油腻、发痒。这是因为睡眠不足产生的神经传导物质刺激皮脂分泌更多油脂，滋养头皮微生物的成长，导致头皮屑的产生。此外，研究表明，压力与情绪的不稳定也会使头皮屑"疯长"，头皮瘙痒，尤其是焦躁情绪引起的心理异常可以说是病变的祸根。于是，我给她推荐了两个偏方。

第一个偏方是苹果醋汁，具体做法为取苹果汁半杯、米醋2汤匙，一起倒入脸盆中，充分混合。先用洗发水把头发洗干净，然后将洗净的头发放入盛有苹果醋汁的脸盆中，以梳子蘸取苹果醋汁梳理头发，最后用洗发水清洗干净。苹果汁与米醋可以有效吸收头发中过多的油脂，因此可调节头皮的油脂分泌，起到控油去屑的作用。

另一个偏方是用啤酒洗，做法为先用啤酒将头发弄湿，保持15～30分钟，并不断揉搓头皮，然后用温水冲洗，最后用普通洗发水洗净。每日1～2次，连用4～5次即可除去头屑，并能达到止痒之功。用啤酒洗头后会感到头发舒适，头发的光泽度、柔软性也很不错，且易梳理。啤酒中的少量酒精能够杀掉头皮上的细菌，其中的酶素能够为头皮细胞注入活力并促进细胞的代谢，而维生素、矿物质和氨基酸又能为头发丝提供营养，是天然的美发剂。啤酒洗头虽好，但是不可太频繁，因为啤酒中的酒精积累过多，会破坏头发的发质，要适可而止。

两周后，黄小姐再来到医院。穿了一件黑色的衣服，精神爽朗。她说用啤酒洗了3天后，再换苹果醋汁洗了几天，现在头皮屑减少了很多，穿深色衣服也不用过于担心了。

除了以上的方法，还可通过按摩头部使头部皮肤升高温度，加速血液循环和新陈代谢，令头皮的皮脂腺、汗腺、毛囊等附属器官发挥正常功能，从而使头皮屑减少。具体做法为患者取坐位，用双侧或单侧手指与手

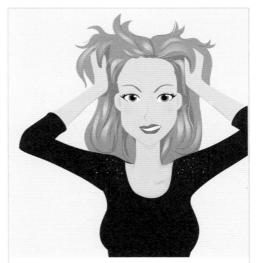

◎用苹果醋汁和啤酒洗头，可调节头皮油脂分泌，去屑止痒

掌从前额发际处向枕部来回转动按摩，往返做30次，至头皮有发热感为止；或用单手四指（除大拇指外）并拢弯曲呈90°，从发际处向后轻轻敲打，往返做10次，使头部有轻松感为佳。

头皮屑多的人平时应多摄取碱性食物，如牛奶、蔬菜、水果、海藻等，避免进食过多的酸性食物、油炸食品和甜食。还要忌吃辛辣和刺激性食物，如辣椒、芥末、生葱、生蒜、酒、咖啡和糖。

相关偏方

1.菠菜粥：菠菜50克、大米50克。将菠菜洗净，煮去涩味，切段备用。再将白米淘净，放入锅内，加上适量的水熬至米熟汤稠，再将菠菜放入粥内，继续熬至粥成。空腹时服用，每日一次。适合血虚风燥型的头皮屑患者食用。

2.绿豆薏米汤：薏米200克、绿豆50克。将薏米泡软，再加上绿豆煮熟即可。适合湿热内蕴型头皮屑患者食用。

3.桑白皮煎药液：桑白皮50～100克，煎药液2500毫升洗头，每周1次，有去头皮屑和防脱发的作用。

4.皂角：皂角50～100克捣碎，加水500～1000毫升煎。先以温热水洗去头上的灰尘及油脂，再以皂角液洗两遍，然后以清水冲洗干净，每周两次，连洗数周，头皮屑可消失。

5.菊花叶子：菊花叶子40片，清洗干净后放入锅中，加入适量的清水煎煮，煮成绿色的汁液后，放凉，然后放入瓶中保存。使用时，直接用这种汁液来清洗、按摩头皮即可。菊花叶子中含有特殊的精油成分，用菊花叶子煮成的汁液来清洗头发，可以有效抑制头皮屑的产生。

2. 绿豆一外用，痤疮祛无忧

症 状	青春痘
偏方1	绿豆外用方〉 取绿豆100克，研成极细粉，温开水适量，制成绿豆霜（呈糊状），洁净瓶装。然后涂擦上绿豆霜适量，并以双手食、中和无名指指腹揉揉涂抹的青春痘，敷10～20分钟即可。 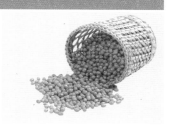
偏方2	鱼腥草山楂汤〉 鱼腥草、山楂各15克，地骨皮、枇杷叶各9克。鱼腥草洗净沥干净水，与山楂、地骨皮、枇杷叶共入砂锅，加水适量，小火煎20分钟，弃渣饮汁。每日2次，连服数日。 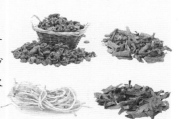

　　痤疮俗称青春痘，为慢性炎症性毛囊皮脂腺疾病，是皮肤科最常见的疾病之一。青春痘，称得上是美丽的最大天敌之一。无论你长得多好看，若脸上长满了青春痘，肯定减分不少。在青春期，大部分人都会受到青春痘的困扰，有些人在青春痘疯长期间，甚至不敢出门见人，可见青春痘的"威力"之大。

　　张小姐就是一个典型的例子。张小姐是某公司的一位文员，平时工作轻松、压力也不大，就是爱吃辣，可谓"无辣不欢"。正因为这个饮食习惯，她脸上的青春痘层出不穷。一脸红通通的青春痘，先不说其他人，自己看了也感觉心寒。都二十五岁了，还没找到男朋友呢。她说她是铁了心了，只要能治好难看的青春痘，让她做什么都行！我笑着说："这倒不至于，只要你肯忌忌口，另外我再给你两个偏方，一个外敷、一个内服，坚持一段时间会有好转的。"

第一个偏方是：取绿豆100克，研成极细的粉末，倒入适量温开水中搅拌均匀，制成绿豆霜（呈糊状），洁净瓶装。然后涂擦上绿豆霜适量，并以双手食、中、无名指指腹揉揉涂抹的青春痘，敷10~20分钟即可。

绿豆味甘，性寒，有清热解毒、消暑、利尿、祛痘的作用。据《本草纲目》记载："绿豆厚肠胃。作枕，明目，治头风头痛。除吐逆。治痘毒，利肿胀。"《世医得效方》记载："若与红豆、黑豆、甘草同用，又可预防痘疮及麻疹。"由此可见，绿豆对青春痘有很好的治愈作用。

另外，还可配合食疗——鱼腥草山楂汤，具体做法为取鱼腥草、山楂各15克，地骨皮、枇杷叶各9克。鱼腥草洗净沥干净水，与山楂、地骨皮、枇杷叶共入砂锅，加水适量，小火煎20分钟，弃渣饮汁。每日2次，连服数日即可见效。鱼腥草能解大肠热毒，治疮毒；山楂能活血化瘀、清肠排毒。二者结合，对青春痘有很好的治疗功效。

一个月后，张小姐过来复诊。说我给她的两个偏方都很有效，她脸上的青春痘大部分都消了，加上戒了辣，痘痘也不再疯长了！她很开心，自信也增添了不少。她说她还把这两个偏方推荐给了她的朋友，都能起到不错的效果。

生活中，青春痘患者要养成良好的生活习惯，注意面部和手部的卫生，常用温水洗脸，避免用碱性大的肥皂，不用多油脂和刺激性的化妆品，以免进一步填塞毛囊，使痘痘加重。更不要用手去挤、捏、掐等，那样不仅去不掉痘痘，还会留下终生的瘢痕。

除了要养成良好的生活习惯外，在饮食方面，亦需要注意。要多食富含锌的食物，如玉米、扁豆等；多挑选富含维生素的食物，如胡萝卜、菠菜、生菜、杏子、动物肝脏等；多食粗纤维食品，如全麦面包、大豆、笋等，忌辛辣

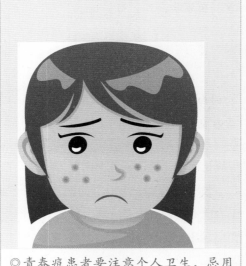

◎青春痘患者要注意个人卫生，忌用手挤压痘痘，会加重病情

的食物，忌烟、酒。养成良好的生活习惯，尽量不要熬夜，睡得不好油脂会分泌得更多，青春痘也长得更多，脸色也会灰沉沉的。

❀ 相关偏方

1.珍珠粉蛋清面膜： 取一个生鸡蛋，用鸡蛋清，不要蛋黄，并和10克左右的药用珍珠粉混合。避开眼部和唇部，均匀涂在脸上。尽量涂厚一点，不然会很快干掉，15～20分钟后用温水洗掉珍珠粉蛋清面膜。一个星期做两次即可。珍珠粉和鸡蛋清都具有镇静和美白的功效，将两者混合在一起当面膜使用，不但肌肤会越来越柔滑，痘痘的痕迹或瘢痕颜色也会慢慢变淡。

2.枇杷石膏粥： 枇杷叶10克，石膏30克，鱼腥草、粳米各100克。将枇杷叶、鱼腥草、石膏水煎取汁，放入粳米煮粥。分2次服。

3.蜂蜜祛痘： 取适量蜂蜜溶于温水中，然后取蜂蜜水慢慢按摩脸部5分钟，让皮肤吸收，最后再用清水洗一遍脸。坚持一个月。

4.白果祛痘： 每晚睡前用温水将患部洗净（不能用肥皂或香皂），将去掉外壳的白果种仁用刀切出平面，频搽患部，边搽边削去用过的部分，每次按青春痘量的多少，用1～2粒种仁即可。

5.芹菜西红柿柠檬梨汁： 芹菜100克，小西红柿一个，雪梨150克，取五分之一个柠檬。将芹菜去叶，切为小段，西红柿去皮，雪梨去皮、核，与柠檬一起入果汁机榨汁饮服。每日一次。

6.绿豆薏米汤： 绿豆、薏米各25克，山楂10克，洗净，加清水500毫升，泡30分钟后煮开，沸几分钟后即停火，不要揭盖，焖15分钟即可，当茶饮。每天3～5次，适用于油性皮肤。

3. 有脚气？没关系！泡泡黄豆水

症 状	脚气	
偏方1	黄豆水 黄豆150克，水约1升，用小火煮约20分钟，待水温稍冷却后用来泡脚，每次浸泡20分钟左右，每天1次。一般连洗3~4天即可见效。	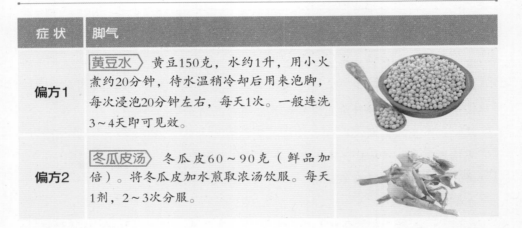
偏方2	冬瓜皮汤 冬瓜皮60~90克（鲜品加倍）。将冬瓜皮加水煎取浓汤饮服。每天1剂，2~3次分服。	

　　脚气在医学上称为足癣，也称"香港脚"，是皮肤癣菌引起的传染性很强的顽固病，常发于趾间和足底，主要症状为红斑、水疱、脱屑等，伴有剧烈的瘙痒。脚气既影响日常生活，又有损个人形象，而且容易传染到身体其他部位，还会传染给家人，严重时可导致继发性感染。因此，得了脚气病必须要尽早医治，以免耽误病情。

　　32岁的刘先生，是一家知名公司的经理，平时要接待很多客户。在下属的眼中，他也是一个很有权威的人。但近年来刘先生有件烦心事，就是他有着非常严重的脚气，特别是当他穿的鞋稍微捂一点儿，就会起一些小水泡样的疙瘩，抓破了之后，就会流出很多水，脚趾缝有的时候还会烂，擦了药膏也不管用，用药之后会收到很好的效果，但是停用之后一星期又复发了。这给他的工作和生活带来了很大的困扰，他感觉很苦闷，问我该怎么办。

　　听刘先生说完他的情况，我便给他推荐了两个偏方，让他试用一下。第一个偏方：取黄豆150克，水约1升，用小火煮约20分钟，待水温稍冷却后用来泡脚，每次浸泡30分钟，每天1次。一般连泡3～4天即可见效。

黄豆营养丰富，其中对治疗脚气起作用的就是那大量的脂肪酸了。而脚气是由真菌引起的，最适合真菌生长繁殖的环境为潮湿、碱性。当我们用黄豆水来洗脚时，实际上是使真菌置于一个酸性的环境中，因为黄豆中的脂肪酸经高温水煮部分的酸性物质就溶解于水了，而酸性的环境就可以限制或杀死真菌。此方治脚气病效果极佳，脚不脱皮，而且可滋润皮肤。

另一个偏方是食疗方，具体做法为取冬瓜皮60～90克（鲜品加倍）。将冬瓜皮加水煎取浓汤饮服。每天1剂，2～3次分服。历代本草都有记载，说冬瓜皮能治肿胀、消热毒、利小便。现代药理学研究表明，冬瓜皮富含糖类、蛋白质、维生素C。用冬瓜皮煎汤饮服既治脚气，又治脚臭，一举两得。我让刘先生将这两个偏方结合使用，内服加外洗，效果更明显。

黄先生按照我给的两个偏方使用了两周后，给我来电话。说他的双脚不再瘙痒和溃烂渗黄水，渐渐恢复了正常。我嘱咐他，治好之后，要做好脚部日常保健工作，避免复发。

对付脚气做好日常保健是关键。脚气很"烦人"，防治脚气需要养成良好的个人习惯。引起脚气的真菌极易在温湿的环境生存，因此要尽量减少在过湿过热的环境下工作。据了解，接触真菌并不表示就会染病。自皮肤接触到入侵，真菌在皮肤上会停留长达12个小时，而在这段时间内，只需要用肥皂将皮肤清洗干净就可以预防真菌入侵了。另外，要保持脚的清洁干燥，定期清除趾甲垢。勤换鞋袜，鞋子通气性要好，趾缝紧密的人可用草纸夹在中间，以吸水通气。不要用别人的拖鞋、浴巾、擦脚巾等，不要在澡堂、游泳池旁的污水中行走。公用澡堂、游泳池要做到污水经常处理，用漂白粉或氯亚明消毒，要形成制度，以防

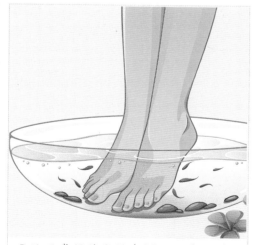

◎从日常保健和饮食调理入手，增强机体抵抗力，提高皮肤抗病能力，对付脚气不是问题

相互传染脚气。在饮食方面，要多吃富含维生素B_1、蛋白质的食物及各种粗粮；忌吃过咸、过甜及高糖类、高碱的食物。另外，保持适宜的情绪，不急躁，易平和，激昂容易诱发多汗，加重脚臭。

✦ 相关偏方

1.木瓜粥：粳米100克，木瓜15克，白砂糖适量。将木瓜研成细末，放入八成熟的粳米粥内，再煮至粥熟，调入白砂糖即成。每日1剂。

2.韭菜水：鲜韭菜250克洗净，切成碎末放在盆内，冲入开水。等水温到能下脚时，泡脚半小时，水量应没过脚面，可同时用脚揉搓。一个星期后再洗一次，效果很好。

3.碱面水：晚上临睡觉前，用碱面一汤匙（即蒸馒头用的碱面），温水溶化后，将脚浸入碱水中泡洗10分钟左右，轻者两三次，重者四五次即好。

4.白砂糖：脚用温水浸泡后洗净，取少许白砂糖在患脚气部位用手反复揉搓，搓后洗净。每隔两三天一次，3次后一般轻微脚气患者可痊愈，此法尤其对趾间脚气疗效显著。

5.黄精食醋水：黄精250克、食醋2000毫升，都倒在搪瓷盆内，泡3天3夜（不加热、不加水）后，把患脚伸进盆里泡。第一次泡3个小时，第二次泡2个小时，第三次泡1个小时。泡3个晚上即可。

6.醋海带：鲜海带120克，干品减半，米醋适量。将海带洗净，先蒸一下，然后放入锅内，加适量米醋，置小火上煮。海带熟后即可服用。此方有软坚、利水、消肿的功效，适用于脚气病、水肿、颈淋巴结核、单纯性甲状腺肿大等症。

4. 丝瓜外涂能祛斑，重获美丽面庞

症 状	雀斑、黄褐斑

偏方1	丝瓜祛斑法 丝瓜晒干，研为细末，加适量水和蜂蜜调匀，每晚用此品来涂面，次晨用温水洗去。 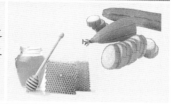
偏方2	按摩法 用拇指指腹在斑前按点位置上，画圆圈转动，用力轻柔缓和，每分钟50~60圈次，动作协调有节奏，作用部位为表皮与真皮之间，在每一个前按点位置上做半分钟左右，目的是让按压后的色素在小范围松动。

干净无斑的肌肤是每一个爱美人士的向往与追求。但是，有些人脸上却有许多褐色的雀斑、黄褐斑，严重影响了美观，且这种现象女性比男性多，让很多女性烦恼不已。脸上长斑不仅给人印象大打折扣，而且还会降低自信心。造成皮肤长斑的原因有很多，其中内部原因有：压力过大、激素分泌失调、新陈代谢缓慢、错误使用化妆品等；外部原因有：遗传基因、紫外线的照射及不良的清洁习惯等。因此，要针对不同的原因，选择适当的祛斑方法。

有一次回老家探亲，村里很多人都过来找我看病。小美是邻居柴大叔的女儿，清秀的外表，甜美的笑容，就是脸上长了很多斑，扣了不少分。柴大叔说："小美性格比较内向，一直都没有处着朋友。现在到了谈婚论嫁的年龄了，前段时间有人给介绍了一个小伙子，憨厚老实，长得也不错，小美也喜欢。但她就怕这脸上的斑把人家给吓跑了，知道你回老家，就拉着我来请教你了。"我看了一下小美

的脸，那是晒斑。我问小美："你平时经常晒太阳吗？"小美说："是啊，家里务农，避免不了风吹日晒。"我说："你这斑都是给晒出来的，我给你一个偏方，你试用一下。"

这个偏方主要用丝瓜来祛斑。具体做法为丝瓜晒干，研为细末，加适量水和蜂蜜调匀，每晚用此品来涂面，次晨用温水洗去。丝瓜中含有多种维生素、蛋白质、糖类和维生素C，有较强的漂白效果，尤其是磷、钙、铁的含量比较丰富，还含有木糖胶和植物黏液等，这些物质对皮肤都有保健作用；蜂蜜含有蛋白质、多种矿物质、天然香料、色素、有机酸、多种酶、多种维生素等；蜂蜜与丝瓜结合使用，对治疗面部皮肤粗糙、晒斑、黄褐斑，以及老年斑都有一定的作用。长期使用，可改善皮肤，使皮肤细腻白皙。另外，我提醒小美在户外劳作时要做好防晒措施，如穿长袖衫、戴遮阳帽、涂防晒霜等，尽量减少紫外线的照射，不然还是会长斑的。

中医强调人体是一个有机的整体，而皮肤是机体最外层的一部分，它与脏腑、经脉、络脉、气血等有着密切的关系，只有脏腑功能正常，气血处于充盈的状态，经脉畅通，人的五官、爪甲才能得到滋润，肌肤才能变得光洁、细腻，没有斑点。即气血要和，经脉要通，脏腑就会行健，皮肤就会正常。若功能失调，经脉阻滞，则反映到脸上便是色素沉着、斑点密布。各种肌肤斑点与瑕疵归根结底，其产生的根本原因在于人体气血瘀滞。

因此，若是由于压力过大、激素分泌失调、新陈代谢缓慢等内部因素所致的长斑，还可试试按摩法。通过不同的按摩手法，仅在出现斑块的皮面上进行按摩，就可以达到色斑局部活血散瘀，使此处表皮与真皮间积聚的黑色素松动，向外扩散。具体做法为：用拇指指腹在斑前按点位置上，画圆圈转动，用力轻柔缓和，每分钟50～60圈次，动作协调有节奏，作用部位为表皮与真皮之

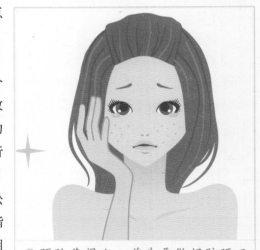

◎预防黄褐斑，首先要做好防晒工作，其次要保持良好的饮食习惯及愉快的心情

间，在每一个斑前按点位置上做半分钟左右即可。

　　长斑者应保持良好的饮食习惯，多参加运动，调节情绪，必要时辅助中医治疗，调节内分泌；使用完化妆品之后，要彻底卸妆，以免堵塞毛孔，引发斑点；保持良好的个人卫生。此外，在治斑的同时不要忘记防斑。一年四季都要注意防晒，特别是在夏季。外出时应做好防晒措施，尽量避免阳光直射，出门前半小时在暴露部位涂抹防晒霜，夏天防晒霜的防晒系数应在SPF30以上，其他季节SPF15就够了；多吃含维生素C的果蔬，多喝水，保持体内充分的营养和水分，可以帮助排毒养颜、美白祛斑。

相关偏方

1.香菜水：取香菜适量，洗净后加水煎煮。用香菜汤洗脸，久用见效。用于治疗雀斑。

2.蜂蜜涂抹法：蜂蜜搅匀，涂于斑点处。蜂蜜含有蛋白质、多种矿物质、天然香料、色素、有机酸、多种酶、多种维生素等，对治疗面部皮肤粗糙、黄褐斑、老年斑都有一定的作用。

3.密陀僧祛斑法：密陀僧研至极细，每晚搽脸。密陀僧色黄有金属光泽，有消肿杀虫、收敛防腐的功效，可用于治疗多种肿毒、溃疡、湿疹等症，现代研究认为可抑制皮肤真菌，一些炎症性黑斑可试用。《唐本草》载密陀僧治"面上瘢黑，面药用之"。

4.茄子汁：茄子1个，切片取汁摩擦局部，1日3次，15天见效。茄子是日常生活中常见蔬菜，用它来祛除色斑非常方便。茄子含有维生素P，可软化微细血管。同时也含有维生素C，可抑制酪氨酸酶，阻止黑色素的合成，对皮肤有增白的作用，可做日常使用。

❀ 5. 妙方除老年斑，让您重拾青春

症状	老年斑
偏方1	山楂外敷方 将生山楂去核后捣碎，每次取10克左右，以鸡蛋清调成糊状，薄薄地均匀地敷在脸上，保留1小时后洗净，每天早晚各敷1次。敷上药糊后，可轻轻按摩脸部，以帮助药力渗透进皮肤，1个月为1个疗程。
偏方2	生姜蜜水 把生姜洗净切成片或丝，加入沸水冲泡10分钟，再加一汤匙蜂蜜搅匀，每天饮用一杯不间断，可明显减轻老年斑。

　　老年斑，全称为老年性色素斑，医学上又被称为脂溢性角化，是指在老年人皮肤上出现的一种脂褐质色素斑块，属于一种良性表皮增生性肿瘤，一般多出现在面部、额头、背部、颈部、胸前等，有时候也可能出现在上肢等部位。因多见于高龄老人，所以人们又称其为寿斑。

　　老年斑一般是在50岁以后开始出现在人们的脸上，但是有一些女性却因过于操劳而提早遭到老年斑的侵袭。陈女士平时很重视保养，但却没有躲开老年斑。陈女士才40岁出头，但她的手脚上却长出了难看的褐色老年斑，爱美的她急忙赶赴医院求治。我看到她的手上脚上分别有几个淡褐色斑点，确实是老年斑，但不严重。于是我推荐山楂外敷方给她。

　　具体做法为先用温水洗脸，擦干。将生山楂去核后捣碎，每次取10克左右，以鸡蛋清调成糊状，薄薄地均匀地敷在脸上，保留1小时后洗净，每天早晚各敷1

次。敷上药糊后，可轻轻按摩脸部，以帮助药力渗透进皮肤，1个月为1个疗程。

山楂味酸甘，入脾胃经和肝经，可活血通脉，其有效成分能扩张血管，清除局部瘀滞。鸡蛋清中富含多种氨基酸，有滋润皮肤的作用，可使新生皮肤取代色素沉着的陈旧皮肤，有助于消除皮肤色斑。山楂与鸡蛋清调和后敷面，既可调畅面部气血，又能润肤消斑，因此对老年斑有较好的疗效。

在敷山楂的同时，我还让陈女士煮点生姜蜜水搭配着喝。生姜中含有多种活性成分，其中的姜辣素有很强的对抗脂褐素的作用。把姜洗净切成片或丝，加入沸水冲泡10分钟，再加一汤匙蜂蜜搅匀，每天饮用一杯不间断，可明显减轻老年斑。也可将适量姜、蒜切碎，拌入精盐、味素、芝麻油、辣椒油佐餐，长期食用，也可显著减少或消除老年斑，增强抗衰老作用。

一个月后，陈女士过来复诊。她手脚上的老年斑已明显淡化了不少，也没有新的老年斑产生，这让她高兴不已。我提醒她要好好休息，要适当地放松一下自己，不要太过劳累，偏方也要坚持使用。

对于老年斑应该要防治结合，为防止细胞老化，减少或推迟出现老年斑，在日常饮食中首先要调整好动植物脂肪的摄入比例，要少吃油腻、煎炸食品，多食蔬菜、水果，特别要多吃莲子、大枣、核桃、黑芝麻、黑木耳等食品，以补充锌、锰等微量元素的流失和不足。还可适当吃一点动物的肝脏，以补充维生素A，从而增强机体的抗氧化能力。同时要多摄入含纤维素的食品，以维持大便通畅，防止有害物质被人体吸取。

此外，老年人要避免日光中紫外线的辐射，在日常生活中要谨防有毒物质对皮肤的侵害，如染发剂、化学洗涤剂等。经常对面部、手背及上肢的皮肤做做推拿按摩，以激发这些部位的活力。具体做法：①先用左手轻拍右手手背，当拍至皮肤微红时，再用右手轻拍左手手的背。每次双手交替拍打各3～5分

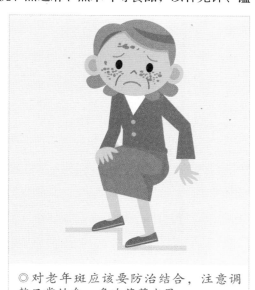

◎对老年斑应该要防治结合，注意调整日常饮食，多吃蔬菜水果

钟，逐日做3～5次。②先将双手掌心搓热，然后用双手搓擦整个面部，擦至面部有温热感为止，每日做一次。另外，要保持良好的心情，因为压抑的情绪亦能导致斑点的出现。

❋ 相关偏方

1.**大蒜**：把大蒜切成薄片，贴在老年斑处，反复摩擦，直到皮肤充血发红为止，每天3～5次。

2.**杏仁**：杏仁适量，去皮捣成泥状，与鸡蛋清调匀，每晚睡前涂抹，晨起用温水洗净。

3.**茯苓**：茯苓适量，研成细末，与鸡蛋清调匀后涂患处，每晚睡前涂抹，晨起用温水洗去。

4.**香油**：人体代谢中动脉壁上沉积物的增多，是形成老年斑的原因。香油是不饱和脂肪酸，在体内容易被分解、利用和排出，能促进胆固醇代谢，消除动脉壁上的沉积物，从而可消除老年斑。

5.**薏米**：取薏米40克左右煮熟或蒸熟，再加入白砂糖适量，一次吃完。老年斑轻者两个月左右可痊愈，重者可继续服用至有效为止。

6.**醋泡蛋清液**：取180毫升老陈醋装入大口瓶中，然后将1个洗净的生鸡蛋放入浸泡。两天以后，蛋壳被软化，用针在鸡蛋顶端扎一个孔，把流出来的蛋清装进小瓶子放在冰箱里，每天取一点蛋清涂在斑处，5～10分钟后洗掉。醋泡蛋清液去斑，其原理主要是利用醋的腐蚀剥脱效果，同时加入蛋清，对醋的刺激性起到缓冲和稀释，防止直接用醋接触皮肤造成过强的刺激。

6. 冻疮又痛又痒，擦擦生姜酒就好

症状	冻疮
偏方1	生姜酒 生姜60克，捣碎，加入白酒100毫升，浸泡3天，擦拭冻疮部位，每日2次，连续1周。
偏方2	维生素E 每次口服维生素E胶丸100毫克，一日3次。亦可同时用20%维生素E软膏涂擦患处，两个星期为一个疗程。

冻疮是生活中常见的皮肤科疾病，是人们疏于对皮肤的保护而造成的。现在很多年轻的男女只要风度不要温度，寒冷的冬天也穿很少的衣服，由于受到寒风的侵袭，冻疮也就跟着来了。也有的人长期处于寒冷或潮湿的环境下工作，长冻疮这事就变成了家常便饭。冻疮主要表现为单个或多发的肿胀性鲜红或暗红色斑疹、丘疹或结节，严重者可见水疱和溃疡。通常伴瘙痒或烧灼感，好发部位为手指、足趾、足跟、大腿、鼻子和耳朵。

小茵是一名在校大学生，每到冬天，她的手脚就会变得冰冷，还会长冻疮，又红又肿，痛痒难耐。经人介绍，她来医院找到了我。小茵说："我平时就很怕冷，一入冬，手脚就冰凉冰凉的，恨不得抱床被子去上课。"她说她的"冻疮史"已经反反复复好几年了，很想把它除掉！我说："你体质偏寒，要想摆脱冻疮，除了一般的治疗外，还需增强一下体质。"我先告诉小茵一个缓解冻疮的外用的方子：生姜60克，捣碎，加入白酒100毫升，浸泡3天，擦拭冻疮部位，每日2次，连续1周。生姜性微温，其中所含的挥发油有加速血液循环的作用，可防治冻疮。

外敷止痛，内服则治本。像小茵这样体质偏寒、平时就很怕冷的人，入秋后可以多吃些生姜、羊肉，以预防冻疮。如果患上了轻度冻疮，可用生姜、红糖煎水内服，同时可用生姜切片涂抹患处。另外，维生素E对于防治冻疮亦有很好的效果。每次口服维生素E胶丸100毫克，一日3次。同时用20％维生素E软膏涂擦患处，两个星期为一个疗程。使用维生素E能使皮肤毛细血管血液增快，皮肤温度升高，并对寒冷防御能力增强，故治疗冻疮疗效较佳。

腰酸背痛的时候，我们通常会想到按摩。按摩可舒缓筋骨、活血化瘀，对腰酸背痛等症状确实有不错的疗效。其实，按摩也可防冻疮。按摩防冻疮是一种通过手指按摩身体部位，以促进血液循环的流畅、活血化瘀，以达到预防冻疮为目的的好方法。冻疮主要是因为血液流通受阻造成的，所以我们通过按摩可以实现血液流畅，正常运行，产生热量使皮肤不会受冻疮的侵袭。手、脚、腿、臂是最常发生冻疮的部位，以下为其按摩法。

手按摩：双十合掌，反复搓摩使其发热，每天15～20次。

脚心按摩：坐床上，屈膝，脚心相对，左手按右脚心，右手按左脚心，两手同时用力，每天按摩15～20次。

腿按摩：腿伸直，两手紧抱左大腿根，用力向下擦到足踝，然后换擦右腿，每天反复15～20次。

臂按摩：右手掌紧按左手臂里边，然后用力沿内侧向上擦到肩膀，再由臂外侧向下擦至左手背。同样方法按摩右手臂，反复做15～20次。

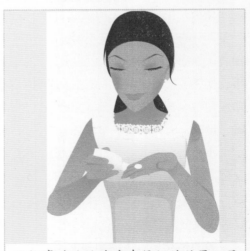

严冬季节皮肤暴露处应当保护，如出门时使用口罩、手套、防风耳罩。涂少量凡士林可减少皮肤散热，也有保温作用。鞋袜大小、松紧要合适，不要过紧过小。潮湿可加速体内热量的散发，容易发生冻伤，因此要保持服装鞋袜的干燥，受潮后要及时更换，有利于保温。要避免肢体长期静止不动，坐久

◎按摩对防治冻疮有很好的效果。另外，冬季要注意保暖，多运动，促进血液循环

了、站久了要适当活动，以促进血液循环、减少冻疮发生。冬季怕冷者可多吃些热性祛寒食品，如羊肉、狗肉、鹿肉、胡椒、生姜、肉桂等。

相关偏方

1.用伤湿止痛膏贴敷局部： 先用温水将患处洗净，擦干后将药膏紧贴在患处皮肤上，一般贴24小时可痊愈，如未愈可再换贴几次，皮肤破溃或过敏则不宜贴敷。治疗皮肤红肿，自觉热痒或灼痛的一度冻疮。

2.芝麻叶： 鲜芝麻叶适量，放在生过冻疮的部位，用手来回揉搓20分钟左右，让汁液留在皮肤上，1小时后再洗去，每日1次，连续1周。

3.西瓜皮： 吃西瓜时，将西瓜皮适当留得厚一些，形成白中稍带红的样子，用它轻轻揉搓生过冻疮的部位，每次3分钟，每日1次，连续1周。

4.啤酒水： 在温水中加入少量啤酒，浸泡患处20分钟，可马上缓解冻疮带来的痛苦。啤酒中的维生素B_1、维生素B_6有抗神经炎、皮肤炎和促进肌肉生长的功效。冬天坚持用加有啤酒的水浸泡手脚等部位，可预防冻疮。

5.鸡蛋黄油： 将新鲜鸡蛋煮熟，取蛋黄放在铁勺上榨出油，去渣后冷却备用。冻疮溃烂处，先用双氧水清洗，然后敷上鸡蛋黄油，外用纱布包扎，三五天即愈。

6.山楂泥： 山楂置于火炉上烧熟变软，稍冷后搓成泥状涂患处，同时将患处置于火炉上方烘烤，边涂边轻揉直到楂泥变干，洗去即可，每日3~5次。

7.红辣椒： 把晒干的红辣椒泡在开水中，待稍冷后，用来泡生冻疮的地方，水凉后把红辣椒取出来贴到冻伤的地方用布包好，第二天早上取下来，使用两次即可痊愈。

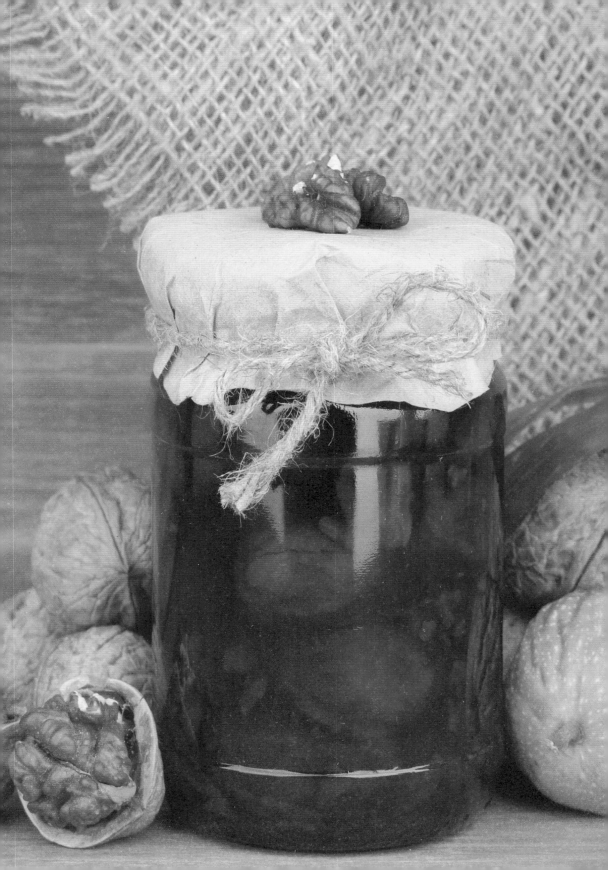

第三章

巧用内科偏方，
小病小痛一扫光

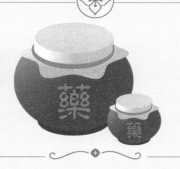

　　内科是医院中主要用药物来治疗内脏疾病的科室。内科疾病类别繁多，包括呼吸科疾病、消化科疾病、内分泌科疾病、泌尿科疾病、心脑血管科疾病、神经精神科疾病等。人体内部是健康的事故多发地，因此一定要高度注意。

　　本章介绍了10种常见的内科疾病，如便秘、焦虑症、偏头痛等，针对每种病症，分别推荐了多个小偏方供患者选择，患者可根据自身症状合理运用。

1. 便秘苦不堪言，香蕉帮您笑开颜

症状	便秘
偏方1	**香菇香蕉粥** 将香菇50克洗净，切半；香蕉2根去皮，切段；粳米100克洗净，放进锅中，加上香菇、香蕉、熟鸡丝各50克，用大火煮沸，小火煮至粥成，加盐即可。
偏方2	**香蕉蜂蜜汁** 将1根香蕉，去皮，切段，放进榨汁器中榨汁，倒进杯中，加上适量蜂蜜搅拌均匀，即可食用。

便秘是一件让人烦恼的事，但由于便秘是一种较为普遍的症状，症状轻重不一，大部分人常常不去特殊理会，认为便秘不是病，不用治疗，但实际上便秘的危害很大。所以发生便秘时不要不好意思说出口，及时进行治疗，会让你远离便秘，倍感轻松。

一个朋友带着他父亲找我看病，老人家已经很多天没有大便了。以前常用的番泻叶水或是吃几颗麻子仁丸来治疗便秘，一开始效果很好，便秘症状很快就能得到改善，但现在却完全没用，老人面色萎黄、体虚疲劳、食欲不佳，看起来极其痛苦。见此情况，我就赶紧开了几只开塞露，叫护士给老人灌肠。灌完肠后，老人觉得轻松了很多，脸上也有了笑容。可是老人始终觉得用开塞露塞肛门，很别扭，有一种抵触心理。

我告诉老人家不用担心，有一个小偏方不仅可以改善便秘，还对身体无不良反应。那就是用香菇香蕉粥：将香菇50克洗净，切半；香蕉2根去皮，切段；粳米100克洗净，放进锅中，加上香菇、香蕉、熟鸡丝各50克，用大火煮沸，小火煮至粥成，加盐即可。

过了一周后，朋友兴高采烈地打电话跟我说，他父亲回到家后，就每天开始吃香菇香蕉粥，过了三天就排了大便，而且过后每一两天就会排上一次，大便通畅，一切正常。我听了后高兴之余，也不忘叮嘱我朋友让他父亲要养成好的饮食习惯，记得每天还可以吃点核桃，不仅能起到通便的作用，给老人食用，还可以有效预防老年痴呆。因为核桃含有大量的核桃油和粗纤维，可以软化大便，润滑肠道。比起朋友父亲常用的番泻叶茶和麻子仁丸，还不如每天喝碗香菇香蕉粥和吃点核桃，这样既健康又天然。

关于便秘，还有另外一则案例。王先生作为一名外企总经理助理，常常把陪酒、熬夜当成了一种习惯，而且平时饮食还喜好辛辣食物，最近口干口臭、心烦不安、大便干结、小便短赤等问题常常困扰着他，让他在工作上少了热情多了尴尬。而且还因为便秘让他难以启齿，认为这是小病，过几天就好，没想到问题随时间拖延，显得更严重。脸上长了很多痘痘，还有口臭，常常因为这个让他面对顾客时都觉得很尴尬。听着王先生不断叙述着他的情况，我让他伸出舌头，发现他舌质红，苔黄燥；我还给他把了脉，脉滑数，我判断王先生的便秘是因为肠胃积热所致的。王先生说因为工作忙，没有时间可以煮药，常常就以几颗药片草草了事，但问题就不能得以根治。根据王先生的病症和工作限制，我给他开了一个方：取1根香蕉，去皮，切段，放进榨汁器中榨汁，放进杯中，加适量的蜂蜜，搅拌均匀即可。早晚各一次。此法不仅取材方便，而且操作简单。

一周过后，王先生特地回来找我，带着满脸的笑容，兴奋地告诉我，没想到简单的香蕉汁，居然这么管用。听了之后我倍感欣慰，告诉王先生，香蕉是淀粉质丰富的有益水果，可清热润肠，促进肠胃蠕动，而且还被称为"快乐水果"。我还叮嘱王先生要养成良好的饮

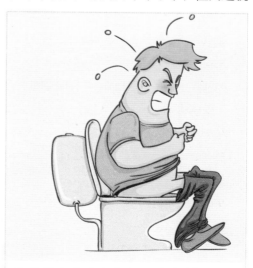

◎便秘者宜多食含粗纤维丰富的蔬菜和水果，多饮水及饮料

食习惯，注意多饮食口味清淡的食物。香蕉汁在平时可以当成饮料饮用，不仅可以通便，还可以除烦去燥。

长期便秘，会让毒素停留在体内，会造成许多的意外情况。所以在日常生活中，应该注意养成定时排便的好习惯，提倡均衡饮食、适量增加膳食纤维、多饮水，适量的运动也可以促进肠管蠕动，有助于解除便秘。多食含纤维素较多的蔬菜和水果，适当摄取粗糙而多渣的杂粮如薯类、玉米、大麦等。忌酒、浓茶、辣椒、咖啡等食物。

❀ 相关偏方

1.香蕉枸杞汤：香蕉250克，枸杞50克，冰糖30克。将香蕉、枸杞、冰糖加水煮汤。可健脾润肠，通便益寿。

2.菠菜粳米粥：黑芝麻20克，菠菜、粳米各250克。将菠菜洗净，切碎与黑芝麻、粳米加水煮粥，加盐调味。可补血润肠，补中益气。

3.芝麻蜂蜜饮：蜂蜜2～3匙，黑芝麻，焙熟后研成细末2～3匙，兑水（温凉均可）200～300毫升调成糊状口服，早晚各1次。

4.蜂蜜香油汤：蜂蜜50克，麻油25毫升，温水1000毫升。将50克蜂蜜放入碗内，边搅动边将25毫升麻油缓缓地渗入蜂蜜内，共同搅拌均匀，然后将温水徐徐加入，搅拌成液体状，即可饮用，可补益气血，润肠通便。

5.郁李仁粥：将郁李仁10克洗净，晒干，研成末；再取粳米100克洗净，放进锅中，加上郁李仁粉，用大火煮沸，再用小火煮至粥成，最后加上少许蜂蜜、生姜汁，搅拌均匀即可食用。可润肠通便，利水消肿。

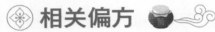

2. 一碗银耳莲子汤帮你缓解焦虑

症 状	焦虑	
偏方1	**银耳莲子汤** 取银耳50克洗净，泡发；莲子80克洗净，去心；再将两种材料一起放进锅中，加上适量水，煮至莲子熟烂，加上少许白砂糖即可。	
偏方2	**金橘柠檬汁** 将几片柠檬洗净，绞榨出汁，去渣；少许金橘，去核，洗净，放进榨汁器中，加上柠檬汁和蜂蜜，榨成汁，倒进杯中，搅拌均匀即可。	

焦虑是人类心理失调的最主要最经常出现的问题之一，几乎是每个人在生活中都体验过的情感，是所有人都熟悉的概念之一。特别是一些中学生、中年人，大多由于焦虑常常患有头晕、失眠等并发症。焦虑症虽然不会危及生命，但如果没有及时防治，可能会出现一些我们意想不到的后果。现在社会上存在着这样一群人——房奴，每个月的房贷造成了极大的压力，常常因此患上了焦虑症。

我认识一位朋友许先生，就是这样一个例子。他跟大多数人一样是在这繁华城市努力奋斗的年轻人，也是一名国企公司的员工，工作上，他兢兢业业，并且也取得了一定的成绩。但更多的责任感和满足感，迫使他买了一套100多平方米的房子，在一个繁华的市区，巨额的首付，让许先生像被大型巨石压得喘不过气来，更何况每个月的房贷数目也不小，但为了未来更幸福美满的生活，他拼命工作，为人处世都小心翼翼。为了省钱，业余时间也很少外出娱乐，常常待在家中，心情越来越暴躁，常常会因为一点小事情就与妻子吵架，还经常会患上失眠、头晕等毛病。许先生觉得自己如此大的变化，一定是身上患上某种毛病，就来找我，想开几服中药，去去火。但我听了许先生的来龙去脉之后，就让他填了一份心理测试表，判断他得了焦虑症。我告诉许先生，他是心理上患有疾病，与体内火大没有什么关系，让他注意心理调节，多外出活动，"解铃还须系铃人，心病还需心药医"，就打算给他开抗焦虑药，但许先生听到要吃西药，极力反对。

我说："你不想吃西药的话，那我给你推荐个食疗偏方——银耳莲子汤，很滋润，经常食用也能起效果。"做法为取银耳50克洗净，泡发；莲子80克洗净，去心；再将两种材料一起放进锅中，加上适量水，煮至莲子熟烂，加上少许白砂糖即可。银耳味甘，性平、淡、无毒。具有润肺生津、滋阴养胃、益气安神、强心健脑等作用，有"菌中之冠"的美称。莲子味甘、性平，入脾、肾、心经。可清心醒脾，补脾止泻，养心安神明目、补中养神，健脾补胃，止泻固精，益肾涩精止带，滋补元气。二者搭配食用，对焦虑症患者有很好的食疗作用。

一个月之后，许先生带着水果神清气爽地来到我家，我看他精神倍好，面色红润，我就知道病治好了。还没等我开口，他就高兴地搭着我的肩，说依照我的嘱咐，感觉自己身体比以前轻松多了，而且睡觉特别香，头晕、口干舌燥都消失了。看到朋友远离焦虑症，欣喜油然而生。

朋友女儿小凡，那一年在上高三，成绩优异，在班上的成绩都是名列前茅，巨大的压力让小凡不得不利用休息时间，努力学习。为了强化自己，为了考上重点大学，还在周末找老师补习，小凡几乎没有了自己的空间和时间。还常因为过于焦虑导致失眠，记忆力不集中。有一次去朋友家玩，看到小凡面色萎黄，两眼无神，而且少言寡语，心事重重的样子，与之前活泼乱跳的小凡相比，简直就是天壤之别。看到如此糟糕的现象，我悄悄过去询问小凡，小凡觉得自己并没有生病，缓缓情况也就好了。但根据这些情况，可以判断为小凡因为压力太大，而产生了焦虑症。由于小凡学习繁

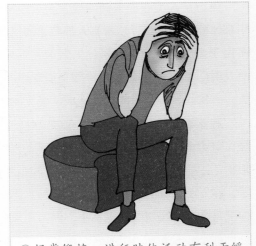

◎经常锻炼、进行肢体活动有利于缓解焦虑，可增强自我控制能力、稳定情绪

忙，所以我就开了一个很简单的食疗偏方——金橘柠檬汁，叮嘱小凡的妈妈要多弄给她喝，具体做法为：将几片柠檬洗净，绞出汁，去渣；少许金橘，去核，洗净，放进榨汁器中，加上柠檬汁和蜂蜜，榨成汁，倒进杯中，搅拌均匀即可。

《本草纲目》称金橘"酸、温、甘、无毒"，具有理气、解郁、化痰、止渴、消食、醒酒的功效。柠檬味酸甘、性平，入肝、胃经、有化痰止咳、生津、健脾的功效。柠檬的独特气味对焦虑症患者有除烦解忧的作用，令人心旷神怡。另外，我还让小凡要坚持运动，多出去散心，多与朋友谈谈心。

一个月后，小凡开心地告诉我，她每天都坚持喝金橘柠檬汁，发现自己身上许多的毛病都消失了而且学习起来，那股劲特别大，比以前更有效率。小凡整个人看起来，又像是回到以前那样神采焕发，而且脸上充满更多的信心。

患有焦虑症者，应该努力克服自己不良的饮食习惯、作息时间和情绪障碍，多参加健康活动，出外运动，还需注意的是要远离有刺激性的烟酒、浓茶、咖啡、辛辣食物等。还可通过放松训练，进行治疗，让患者恢复往日笑容。作为焦虑症患者的家人也应该多对其进行开导，多一点儿心灵上的沟通与关心，这样往往事半功倍，比患者食用任何偏方都有效。

❀ 相关偏方

1.玫瑰花茶：取适量的玫瑰花洗净，放进杯子，用开水冲泡，可频服。

2.麦枣粥：取粳米100克，酸枣仁30克，小麦60克，各洗净，放进锅中，加适量水，用大火煮沸，再用小火煮至粥成，加少许糖调味，搅拌均匀即可食用。

3.桑叶猪肝汤：将桑叶150克洗净，煎水取汁；猪肝200克洗净，切片（切猪肝不要用刀，最好用竹片切，以免猪肝颜色发黑），放进锅中，加适量水和药汁，煮1小时，加盐即可。本方可以消除疲劳，并有补肝之功。

4.枸杞桂圆粥：将枸杞和桂圆各20克洗净；粳米80克洗净，放进锅中，加适量水和冰糖、桂圆、枸杞，大火煮沸，小火煮至粥成。

3. 菊花白芷茶，轻松改善偏头痛

症 状	偏头痛
偏方1	菊花白芷茶 取菊花、白芷各9克，研成细末，开水冲泡，代茶饮。此茶具有祛风平肝、解痉止痛之功，适用于偏头痛。
偏方2	山药枸杞炖猪脑 将1只猪脑浸于碗中，撕去筋膜备用，再将怀山药30克、枸杞30克分别用清水洗净，与猪脑一起放入锅里，加水适量，炖两小时后，加黄酒、精盐，再炖10分钟即可。

偏头痛是一种常见的慢性神经血管性疾病，常常出现在女性身上，比男性多，而且多在青春期发病，月经期容易发作，妊娠期或绝经后发作减少或停止。很多的职业女性，正苦恼地面对这个问题，虽然说偏头痛不算是大病，但给患者带来的困扰和精神上的痛苦，远远大于偏头痛带来的疼痛。

偏头痛是很多人都会有过的体验，发作时即使拼命地按摩太阳穴，都不能缓解疼痛，无奈之下就只能吃止痛药。黄女士就是这样的一个人，她是一家出版社的编辑，因为竞争激烈，经常要加班加点。每天都这样超时工作，时间一长，黄女士即使回到家躺在床上，脑袋也总会有一种抑制不住的兴奋感，使得她不能正常睡眠。感觉自己的身体越来越弱，有时候不得不请假在家休息，在上班时间精神都不能集中，常常会有头痛、眼痛的症状。

她觉得头痛已经完全影响到了正常生活，所以过来找我。黄女士脸上泛起了几分疲惫，而且经常的头痛，造成她成天皱紧眉头，看起来黯然无神。黄女士自从做了编辑工作以来，生活毫无规律，偏头痛的频率就越来越高了，而且会在经期更加严重。她告诉我，头痛的时候眼睛怕光，感觉头上的血管就快要爆开一样，有时还会有呕吐的现象。一回到家就直接躺在床上，可是头痛不能缓解，严重影响到睡眠质量，因为睡眠不足，白天就没精神，工作也大受影响。就算是有充分的睡眠时间，偏头痛有所减轻，但一工作就复发，经常耽误事。时间一久，让温柔体贴的黄女士性格变得暴躁，这一些问题深深地困扰着她，这样的生活让黄女士失去了信心，心理变得极其脆弱。她希望我可以开些中药方，让她尽早脱离"苦海"。可是她说她体质虚弱，而且没有多余的时间可以煮药。

听了黄女士的要求后，我给她推荐了一个很简单的食疗偏方，就是菊花白芷茶：取菊花、白芷各9克，研成细末，开水冲泡，代茶饮。中医认为，白芷味辛、性温，入肺、脾、胃经；具有祛风散寒，通窍止痛，活血排脓，生肌止痛，燥湿止带的功效；可用于乳房疼痛、肿痛、头痛、牙痛、鼻渊、肠风痔漏、赤白带下、痛疽疮疡、皮肤瘙痒等症。菊花疏风清热、明目解毒。二者合用，对偏头痛患者有不错的疗效。我还让黄女士在上班时间可以直接取适量的菊花泡茶，亦能起到缓解偏头痛的作用。

黄女士回家之后就按照我给的方子泡茶喝。坚持一个月后，黄女士很高兴地告诉我她的偏头痛发作的次数明显减少，不会像以前那样影响工作和睡眠了。另外我告诉她，利用食疗偏方来缓解病情是一个需要长期坚持的过程，不能稍微有所好转就停下来，持之以恒不仅能改善疾病状况，更能收到强身健体的效果。

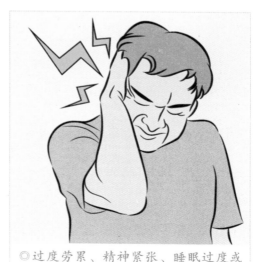

◎过度劳累、精神紧张、睡眠过度或过少、月经、强光刺激等也会导致偏头痛

说起偏头痛，正在读初二的小小也是患者之一，小小妈告诉我："小小平时在班上的成绩也算中上，但是一回家就是跟电脑形影不离，迷恋上网。可是

最近小小一回到家就睡觉，还不断嚷嚷她头痛，偶尔还想吐，成绩也不如以往。一开始我以为是感冒的症状，吃几颗药片也就可以治愈了。但是症状似乎没有减退，而且晚上睡眠质量也在降低，眼睛还怕光，偏头痛现象也越来越严重，导致食欲不佳，严重影响到了学习，况且要升初三了，面临巨大的压力，小小都觉得很烦恼。一开始带小小去看了西医，医生还给做了脑部CT扫描，也没发现什么问题，医生就给开了止痛药，但是我不想让她吃西药，怕对小小年纪的她身体造成不良反应，而且想通过长期的饮食调理让小小的情况得到改善从而治标又治本。"

了解小小的情况后，我只建议她西医开的药要按时服用，等情况好转之后需要配合食疗，山药枸杞炖猪脑就很适合小小的这种偏头痛，具体做法：将1只猪脑浸于碗中，撕去筋膜备用，再将怀山药、枸杞各30克分别用清水洗净，与猪脑一起放入锅里，加水适量，炖两小时后，加黄酒、精盐，再炖10分钟即可。此方可健脾益胃、清肝明目、益肾补脑，可用于偏头痛的辅助治疗。同时，我还告诉小小，玩太久的电脑会间接刺激脑部，光线太强也会影响到眼睛的视力，从而使偏头痛紧跟着你。小小听了我的话后，说："我以后再也不敢了。"

按时服用偏方后，过了一个月，小小妈告诉我，小小的症状已经慢慢缓解了，玩电脑时间也减少了，又能回到以前的正常学习生活状态了，让她欣喜不已。

❀ 相关偏方 🍶

1.菊花粥：取粳米100克洗净，放进锅中，加上适量水，用大火煮沸，小火煮至粥成，再调入菊花15克，稍煮即可。此粥具有清肝火、散风热之功效。

2.芹菜粥：取适量芹菜洗净，切断；粳米100克洗净，放进锅中，加适量水，用大火煮沸，加上芹菜，再用小火煮至粥成，加盐调味即可。此粥具有清热止痛之功效。

3.白萝卜汁：白萝卜（选辣者为佳）洗净，捣烂取汁，加冰片溶化后，仰卧，缓缓注入鼻孔，左痛注右，右痛注左。可开窍醒脑，能缓解偏头痛。

4. 百合润肺效果佳，咽喉不适就靠它

症 状	咽喉炎	
偏方1	地黄百合粥 将地黄30克洗净，煎水取汁；大米70克洗净，放进锅中，加上适量水、地黄药汁和百合15克，用大火煮沸，再用小火煮至成粥。	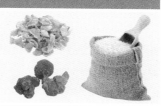
偏方2	百合绿豆汤 百合20克，绿豆50克，各洗净，放进锅中，加适量水，用小火煮1小时，加上白砂糖搅拌均匀即可。	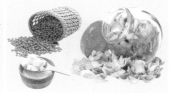

咽喉炎，是由细菌引起的一种疾病，是临床上的常见病和多发病，有急、慢性之分，属于上呼吸道感染的一部分。现代医学认为，咽喉为人体重要的免疫器官，许多感染性疾病和免疫性疾病都与咽喉有着密切的关系。咽喉炎虽然不是大病，但也会让人痛苦不堪，如果不及时进行预防和治疗，咽喉炎也会让你措手不及。

我遇见过一位小患者小伊，她长得漂亮可爱，听小伊妈妈说小伊从10岁开始就喜欢唱歌，现在已经唱了5年。小伊嗓子特别好，很清亮，家里人和她的同学都称赞她唱歌好听，称她为"百灵鸟的化身"，小伊非常开心。在家人和同学的鼓励之下，还参加了各种比赛，并拿到了各种大大小小的奖，小伊感到非常自豪，为了加强自己的歌声，不管是在学校还是家里，一有空闲时间就会努力练声。可是最近小伊感觉自己的咽喉里面有东西卡着，老是感觉恶心，并且还伴随着疼痛，让小伊感觉特别难受，都不能唱歌了。小伊还觉得喉咙部有干燥感、灼热感，经常想喝

水，食欲不佳，让小伊也消瘦下来。

　　小伊的妈妈看到这种情况特别心疼，希望我能够给她开一些方药。我让小伊张开嘴巴，我看到小伊咽喉已有点红肿，如果先前能及时治疗，不会发展到严重的情况，我给小伊开了一个简单的食疗偏方——地黄百合粥，其具体做法为：将30克地黄洗净，煎水取汁；大米70克洗净，放进锅中，加上适量水、地黄药汁和百合15克，用大火煮沸，再用小火煮至成粥。我告诉小伊的妈妈，去买个西瓜，吃内瓤留厚瓜皮，可以用西瓜皮煮水。辛辣油炸食物切忌不可食用，而且要等喉咙完全养好了才可以开始唱歌。小伊虽然很懊恼，但还是照着我开的方，每天按时服用。过了1个月后，小伊特别开心，一定要让她的妈妈带她来找我，还唱了非常好听的歌。小伊从此以后很有规律地练歌，并且养成良好的饮食、生活习惯，就再也没有犯咽喉炎了。

　　《本草纲目》记载"百合味甘微苦、性平，润肺止咳、清心安神"，尤其是鲜百合更是甘甜味美。百合特别适合养肺、养胃的人食用，比如慢性咳嗽、咽喉炎、肺结核、口舌生疮、口干、口臭的患者，一些心悸患者也可以适量食用。百合搭配清热凉血的地黄使用，对咽喉炎所致的干燥、灼热、红肿有很好的疗效。

　　另一名咽喉炎患者小华，她是幼儿教师，幼儿园的小朋友有的年龄还不到4周岁，特别调皮，但小华很有耐心，教小朋友们识字、唱歌、跳舞，小华一样都没有落下。但长期这样下去，小华却积攒下了好多小毛病，开头只是时常会有喉咙痛，并且会不自觉地干咳，小华顾不得这些小毛病，也就像往常一样工作，最多就是买了杯凉茶，就草草了事。可是最近小华不仅仅是喉咙痛，而且咽部长期似异物阻塞，吞之不下，吐之不出，吃饭亦碍。还经常会感冒，休息不够时，还会失声，身体的不适不得不让小华请假来看病。她来到我的诊室，听她讲完症状，了解了基本情况

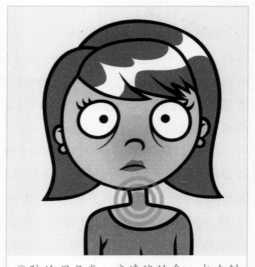

◎防治咽喉炎，应清淡饮食，少吃刺激性食物，并经常维护口腔卫生

后，我认为小华是由于咽喉部不舒服时间过长，现在症状符合慢性咽喉炎，所以我给她开了一个食疗偏方——百合绿豆汤：百合20克，绿豆50克，各洗净，放进锅中，加适量水，小火煮1小时，加上白砂糖搅拌均匀即可。另外，我还建议小华多喝泡的罗汉果水，可清热润肺。

数月后，小华给我打了电话，说这几个月来都坚持用我给她开的方，现在觉得喉咙已经基本恢复了，又可以像以前一样充满活力。

日常生活中，咽喉炎患者必须注意劳逸结合，防止受冷、平时多饮淡盐开水，吃易消化的食物，保持大便通畅，避免烟、酒、辛辣、过冷、过烫，带有腥味的刺激食物，多吃一些新鲜的水果、蔬菜，多吃一些富含维生素的水果。

❀ 相关偏方

1.米醋金银花：米醋15毫升，加水适量，煮沸后加入金银花5克、桔梗2克，共煮4分钟，滤出药液后，取生鸡蛋1个打一小孔，倒出蛋清，注入醋药汁搅匀，放在火上熬成膏状，食时用筷子挑一小块入口，每隔20分钟含化一次。

2.生丝瓜汁：生丝瓜3条。将鲜嫩丝瓜切片，放入大碗中捣烂，取汁一杯。一次喝完。清热解毒，消肿止痛。用于治疗咽炎、扁桃体炎或咽喉疼痛。

3.莲心茶：莲子心6～10克，开水冲泡当茶饮，每日2～3次，连用数日。

4.雪梨蜂蜜汁：将1个雪梨去皮去核，洗净切块，放进榨汁器中榨汁，倒进杯中，加上适量蜂蜜，搅拌均匀，即可食用。

5.橄榄萝卜汤：把白萝卜切成丝，将橄榄洗净后，用刀劈开；在砂锅里放入适量清水，倒进切好的白萝卜丝、橄榄。用小火煮20分钟左右，放盐调味即可。可以缓解咽痛、咽干等症状。

5. 常饮决明茶，改善高血压

症 状	血压偏高	
偏方1	决明茶 草决明250克，蜂蜜适量。泡水代茶饮。本方可治疗高血压引起的头痛、目昏等症。	
偏方2	菊花山楂茶 菊花、茶叶各10克，山楂30克。用沸水冲泡，代茶饮。每日1剂。	

高血压是最常见的慢性病，也是心脑血管病最主要的危险因素，脑卒中、心肌梗死、心力衰竭及慢性肾脏病是其主要并发症。国内外的实践证明，高血压是可以预防和控制的疾病，降低高血压患者的血压水平，可明显减少脑卒中及心脏病的发生，显著改善患者的生存质量，有效降低疾病负担。所以及时的预防和治疗，对高血压患者来说是至关重要的。

老黄今年70岁，是我诊治过的一位高血压患者。他的老伴在2年前去世了，老黄的生活从此以后就像是失去重心一样，整天都郁郁寡欢，老伴的离世给了老黄沉重的打击，让老黄夜不成寐，成天都无精打采。还偶尔伴随着头晕、耳鸣、注意力不集中，儿女们看到这样的情况，实在不忍心，就想带着父亲到医院诊治，可是老黄很倔强，死活不肯就医，儿女们没办法之下也就随着父亲，但时常还会给父亲做下思想工作，都没有效果。老黄的朋友们知道了这个消息后，都急忙过来看望他。老黄见到自己的好朋友，很兴奋，心情也一下子变好了。这段时间多亏朋友们的陪伴，老黄的心境也开阔了很多，有时还会上邻居家打麻将。儿女们见到父亲心情渐渐好起来，也觉得很欣慰。可就是这个麻将，让老黄差点丢了性命。由于老黄过于激动，高血压突发，造成他晕倒在地。邻居急忙将老黄送往医院，医生诊断是高血压，幸好及时诊治，不然后果难以想象。医生还给老黄开了好几种降压药，让老黄长期使用。

回到家后，老黄又陷入了沉默之中，想着每天要吃药，心情就不自觉地暴躁起来。儿女们确实不愿意看到父亲饱受痛苦，经人介绍便来找我，想让我开一两个偏方。老黄脸色极差，还说有时头痛到要炸开一样的感觉，我给他量了血压，收缩压超过了20kPa（150mmHg）。根据之前所说情况，我给老黄开了一个偏方——决明茶：草决明250克，蜂蜜适量，泡水代茶饮。中医认为，草决明味苦，性微寒。归肝、肾、大肠经。具有清热明目，润肠通便的功效。治风热赤眼、青盲、雀目、高血压、肝炎、肝硬化腹水、习惯性便秘等症。

我还交代老黄，西药还是要吃，不过可以慢慢减少次数，毕竟西药不良反应很大。而且要保持良好的心情，这样有利于病情的恢复。打麻将这种娱乐活动最好戒掉，对于老年人来说还是早晚散散步，练练太极拳，做做简单的伸展运动更实际，并且饮食要以清淡为主。老黄听了后觉得言之有理，拿着抓好的草决明高兴地回家了，并且依言行事，每天都喝着决明茶，准时吃西药。一个月后，老黄告诉我，他现在已经渐渐没有吃西药了，头晕头痛也渐渐消失了，而且大便也很通畅，以前那些不舒服的症状逐渐有了好转。

还有一个高血压病例是关于我朋友的儿子阿智的。阿智今年20岁，身高170厘米，体重却有85千克。这样的体重，不仅影响美观，还引出了许多病症，因为肥胖是疾病的温床。因为阿智是家中的独生子，奶奶对他过度溺爱，而阿智自身也不懂节制，吃得多，吃得好。平时爱好上网，一吃完饭就待在房间里，也从不运动。但最近的阿智常常

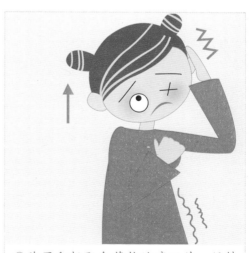

◎除了积极配合药物治疗以外，保持健康生活方式也是治疗高血压的重要手段

喊头晕、头痛，电脑也不玩了，就整天睡觉。阿智也饱受痛苦，虽然想要减肥，可总是力不从心，这样的体型走在大街上，常常也会引起很多人异样的目光，加上现在身体出现的毛病，心情更加郁闷了。我朋友见到这种情况，马上带阿智过来找我。我看到阿智如此庞大的体型，根据他出现的症状，就马上帮阿智量了血压，发现阿智的舒张压已经高于20kPa（150mmHg）了，而且现在很多年轻人都患有高血压，原因是现在生活方式改变以后，吃得多、吃得精、喜爱喝酒、睡得很晚、生活不规律，也就是说现在的年轻人不会吃了、不会睡了，违背了自然规律，也就是违背了自然之道，故高血压就提前发生了。而且阿智喜欢熬夜，肝火旺盛。

了解情况后，我给阿智开了一个偏方——菊花山楂茶：菊花、茶叶各10克，山楂30克。用沸水冲沏，代茶饮，每日1剂。山楂味甘、性微温酸，能防治心血管疾病，具有扩张血管、增加冠脉血流量、改善心脏活力、兴奋中枢神经系统、降低血压和胆固醇、软化血管及利尿和镇静作用。配以平肝明目、清热解毒的菊花，降压效果更佳。

另外，我还叮嘱阿智说："你的体重已经严重威胁到了健康，需要减肥。但要健康地减肥，不要盲目地吃减肥药，运动才是最好的减肥方法，有氧运动才是最佳最有效的运动。"阿智听了之后，本来就想减肥的他，现在决心更大了。他回家以后，每天坚持2小时的运动，并且吃完饭会陪着奶奶散散步，每天将菊花山楂茶代茶饮，养成了良好的饮食和生活习惯，两个月后，阿智打电话给我说，他的体重已经减了8千克！并且之前的一些症状也消失了，他觉得特别开心。

❀ 相关偏方

1.桃仁粥：桃仁15克，粳米100克。将桃仁捣烂如泥，加入水研汁去渣，同粳米煮为稀粥。每天使用1次，5天为一个疗程。

2.醋浸花生米：将花生米放在醋中浸泡7天，每天早晚各吃10颗，血压降下来后可隔2天服用一次。

6. 防治糖尿病，偏方来帮忙

症 状	血糖偏高
偏方1	黄精茅根茶〉取黄精50克、白茅根30克一同研成细末，每次取5～7克，用开水送服，每日2次。
偏方2	山药黄连汤〉山药25克，黄连10克。水煎服，每日2次。

糖尿病是一组由于胰岛素分泌缺陷或胰岛素作用障碍所致的，以高血糖为特征的代谢性疾病。持续高血糖与长期代谢紊乱等可导致全身组织器官，特别是眼、肾、心血管及神经系统的损害及其功能障碍和衰竭。近30年来，我国糖尿病患病率显著增加。糖尿病出现的年龄段已经越来越广泛了，就是因为很多人都不注重饮食的平衡，常常由暴饮暴食等的不良饮食习惯造成的。

有一个朋友带着他的母亲方女士过来找我，方女士今年60岁，体型消瘦，头发泛白。我朋友告诉我，他母亲平时特别喜欢吃甜品，并且每天都要吃些水果。2个月前，她的食量逐渐增加，由原来每天450克上升到每天550克，最多达800克，但体重却逐渐下降，2个月内体重减轻了3千克，同时出现口渴，喝很多水，尿量增多。老人家有气无力地告诉我，她最近还经常会有头晕、乏力的症状。看着母亲饭量惊人，但体重却渐渐下降，我朋友感觉很心疼。因为之前老人家极力反对看医生，觉得自己吃得下，睡得着，消瘦一点也是正常的，所以就置之不理。听完我朋友讲述的情况后，方女士基本符合糖尿病"三多一少"症状，即多尿、多饮、多食和消瘦。但为了诊断无误，我还是给方女士测了血糖（刚进食不久）。检测结果显示，方女士的静脉血浆葡萄糖水平为12.5mmol/L，一般将2h血糖≥12.2mmol/L的都划入糖尿病的范围，很明显方女士已超过了。

我对方女士说："糖尿病可是个大问题啊，不能掉以轻心。甜品及含糖多的水果都不能再吃了，我给您开个黄精茅根茶，您回去坚持喝。"取黄精50克、白茅根30克一同研成细末，每次取5～7克用开水送服，每日2次。《本草纲目》记载："白茅根，甘能除伏热，利小便，故能止诸血、哕逆、喘急、消渴，治黄疸水肿，乃良物也。"黄精具有补气养阴，健脾，润肺，益肾的功能。可用于治疗脾胃虚弱，体倦乏力，口干食少，肺虚燥咳，精血不足，内热消渴等症。二者合用对于糖尿病很有疗效。

另外，我还建议方女士多吃南瓜粥。具体做法：南瓜250克，粳米100克。250克南瓜切片，与100克粳米煮粥，每天早晚餐用之，每日1剂，连服1个月。《本草纲目》云："南瓜味甘性温，入脾、胃经。具有补中益气、消炎止痛、化痰排脓、解毒杀虫功能、生肝气、益肝血、保胎。"此品可降糖消渴，适合糖尿病患者食用。

一个月后，我朋友打电话告诉我，说他母亲最近去测了血糖，发现血糖降低了，还说他母亲几乎把这道粥当成了正餐不可缺少的一道菜。坚持喝药茶和南瓜粥一个月，现在说话劲头也大了很多，晚上睡眠质量也有所提高。

糖尿病不仅会发生在老年人身上，年轻人也会，小杨就是一个例子。小杨是大一的学生，最近因为体型有所变化，还犯有头晕，无力等情况，过来找我检查问题到底出在哪里。小杨以前是很胖的男生，但最近2个月感觉自己饭量增加，却惊讶地发现自己的体重减轻了，刚开始还特别开心。但越往后小杨就察觉问题并不是那么简单，而且他每

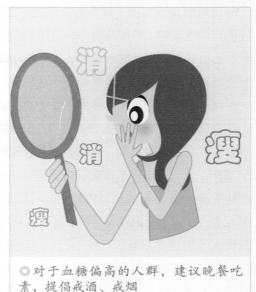

◎对于血糖偏高的人群，建议晚餐吃素，提倡戒酒、戒烟

天必须喝很多的水。加上前面叙述的情况，我怀疑他患上了糖尿病，于是我让小杨做了一个血化验，最后报告显示尿糖（++），空腹血糖=8.2mmol/L，一般将空腹血糖含量>7.0mmol/L诊断为糖尿病。我对小杨说："平时饮食必须要均衡，尽量少吃甜食，在空闲时间，多做运动，如散步、慢跑等。在此基础上应用适当的胰岛素增敏剂类药物或是其他降糖药，才能达到长期有效地控制血糖的目的。"

另外，我再给你一个偏方，你回去坚持熬药来喝。具体做法：山药25克，黄连10克。水煎服，每日2次。山药味甘，性平。归脾、肺、肾经。补脾养胃，生津益肺，补肾涩精。可用于脾虚食少，久泻不止，肺虚喘咳，肾虚遗精，带下，尿频，虚热消渴。黄连味苦，性寒。归心、脾、胃、肝、胆、大肠经。可清热燥湿，泻火解毒。适用于湿热痞满，呕吐吞酸，泻痢，黄疸，高热神昏，心火亢盛，心烦不寐，血热吐衄，目赤，牙痛，消渴，痈肿疔疮等症。山药与黄连合用，对糖尿病引起的消渴等症有很好的疗效。

对于糖尿病患者，治疗必须以控制饮食，运动治疗为前提。应避免进食糖及含糖食物，减少进食高脂肪及高胆固醇食物，适量进食高纤维及淀粉质食物，进食要少食多餐、多运动、多吃苦瓜，这些对降低血糖都有一定的作用。

❀ 相关偏方

1.山药粥：山药40克，粳米60克。将山药切成小块，加粳米和适量的水熬成粥。顿服，每日2次。

2.冷水茶：茶叶10克（以未经加工的粗茶为最佳，大叶绿茶次之）。将开水变凉，取200毫升冷开水浸泡茶叶5个小时即可。可治糖尿病。

3.黑米党参山楂粥：将黑米100克洗净，放进锅中，加上适量水和洗净的党参15克、山楂15克，用大火煮沸，再用小火煮至成粥。

⌘ 7. 小小丹参茶，能治冠心病

症 状	冠心病	
偏方1	黑豆芝麻汤 ▷ 取玉米粒500克洗净，黑豆250克洗净泡发，黑芝麻200克，分别炒熟，磨成细末，混入100克白砂糖。每次50克，用开水冲服即可。	
偏方2	丹参茶 ▷ 将9克丹参制成粗末，与3克绿茶以沸水冲泡10分钟，即可饮用。	

　　冠状动脉性心脏病简称冠心病，指由于脂质代谢不正常，血液中的脂质沉着在原本光滑的动脉内膜上，在动脉内膜一些类似粥样的脂类物质堆积而成白色斑块，称为动脉粥样硬化病变。冠心病是老年人最常见的一种缺血性心脏病，这个病对生命的威胁很大，不能等闲视之。早期的冠心病者只是胸部有紧压感，隐隐作痛。随着病情的发展，到了末期，患者常常会出现心绞痛，甚至是发生心肌梗死。如果不加以预防治疗，很可能就会出现生命危险。

　　家乡一位邻居刘妈，几年前因为胸闷、胸痛到医院诊治，诊断出有冠心病，并留在医院治疗。医生给她开了阿司匹林和降脂药，让她长期吃，避免心脏的冠状动脉进一步狭窄。但刘妈一贯都有胃病，吃了药之后，虽说病症有所改善，但胃痛却让刘妈无法忍耐，医生说应该是阿司匹林起的作用，所以就把阿司匹林改为波立维，改药后，各个方面都挺好，可是刘妈家境一直不好，对于二十几块钱一粒药实在下不了手买，同时也觉得心脏没什么事了，就决定停药。可是过了一段时间又复发了，刘妈觉得很失望，就决定一次性手术，应该就可以根治，没想到手术后，病情是有所改善，可后遗症还是会有，刘妈又不想一辈子都吃着西药，无意中又听说我可以开一些偏方，而且不用花大钱，所以千里迢迢，上门找我。

　　见到刘妈萎黄的面色，消瘦的身体，与当年的刘妈完全是天壤之别。了解刘妈的情况后，我告诉她，吃西药不是唯一的途径，我这有一个小偏方，你不妨试一试。这个偏方做法简单，而且成本很低，叫黑豆芝麻糖，具体做法是取玉米500克洗净，黑豆250克洗净泡发，黑芝麻200克，分别炒熟，磨成细末，混入100克白砂糖。每次50克，用开水冲服即可。

　　刘妈回到家依照我的嘱咐做了黑豆芝麻糖。半年后我回家探亲再次见到刘妈时，整个人的气色好了很多，脸色健康红润，而且胸闷、胸痛已经逐渐消失了。那为什么刘妈吃了黑豆芝麻糖会有这么大的作用呢？《本草纲目》中记载着李守愚老寿星，就是每天都生吃黑豆，到老不衰。豆中含有异黄酮的成分，可以降低血脂，还能对动脉粥样硬化的基因有调节、抑制作用。

　　另外，有一位王阿姨，今年65岁，是退休员工。去年以来多次发生心前区阵发性疼痛，就到了医院诊治，做了心电图检查，显示T波低平，未发现大的毛病，医生怀疑是心绞痛，给她开了些扩张心血管的药。王阿姨回家后按时服用，但心前区疼痛仍有发作。为此王阿姨整天都闷闷不乐，到处寻医，结果不是吃昂贵的西药就是动手术，是在冠状动脉血管里放支架，一个支架大约4万元。王阿姨听了后，觉得天都要塌下来了，虽说有退休工资，可也就几百块钱，根本就无济于事，她的儿女虽然都有一份工作，但是面对这庞大的医药费，那点工资也是杯水车薪。王阿姨心情更糟了，但如果不治，又担心随时会有生命危险。因此精神负担就更重了，整天愁眉不展。王阿姨的邻居见她这样的情况，就介绍王阿姨来找我。王阿姨听了邻居的介绍有种"柳暗花明又一村"的感觉。

　　我了解了王阿姨的情况后，给王阿

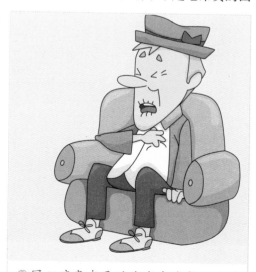

◎冠心病患者平时应少食多餐，尤其是晚餐，只能吃到七八分饱

姨开了一个偏方——丹参茶：将9克丹参制成粗末，与3克绿茶以沸水冲泡10分钟，即可饮用。中医认为，丹参味苦、性微寒，具有活血散瘀、消肿止血、消炎止痛、调经止痛、扩张冠状动脉、改善心肌缺血状况、降低血压、安神静心、降血糖和抗菌等功效，对月经不调，经闭痛经，症瘕积聚，胸腹刺痛，热痹疼痛，疮疡肿痛，心烦不眠；肝脾肿大，心绞痛等病症有一定的疗效。此外，近代医学实验证明，丹参还具有抗血小板凝聚、降低血液黏度及调节内外凝血系统的功能，是一种安全又可靠的治疗心脏血管疾病的天然中药。但孕妇应慎用丹参。

我还告诉王阿姨，心情会影响病情的加重，俗话说"笑一笑，十年少，愁一愁，白了头"。人生不如意的事十之八九，如果在这发愁中过日子，不但不能解决什么问题，还会加重病情，即便没病也会愁出病来。王阿姨听了，觉得很有道理。

回到家后，王阿姨坚持着每天都喝丹参茶，而且不时地还会约出自己的姐妹出来聊聊天，每天早晚都会出去户外活动，心情比以前愉快多了，睡眠质量好了，人的精神自然也就好了。半年以后，王阿姨的心前区疼痛竟然再没有犯过，还不忘告诉我，听着王阿姨那爽朗的笑声，觉得特别欣慰。

❀ 相关偏方

1.茶树根酒：适量糯米酒入瓦罐中，加水和茶树根，用小火煎30分钟，取浓汁于晚睡前服，徐徐服完。对冠心病、心功能不全等症有较好的食疗功效。

2.山楂茶：山楂片30克，茶3克。把30克山楂片、3克茶用开水反复冲泡续饮。可以舒张血管、降压强心，可作为冠心病、心绞痛、心肌梗死恢复期的食疗方使用。

3.桃仁粥：桃仁10克，大米50克。先把10克桃仁洗净，捣烂如泥，用布包好，同50克大米一起入锅，加水同煮为粥，少加糖调味。本方可以活血通经、祛瘀止痛。

8. 预防哮喘，常饮苏叶灵芝茶

症 状	哮喘
偏方1	五味子鸡蛋〉五味子250克，鸡蛋8个，将五味子浓煎取汁，待药汁凉后再放入鸡蛋浸泡7天。每天取出一枚鸡蛋蒸食，可连续服用一个月。
偏方2	苏叶灵芝茶〉苏叶10克，野灵芝6克，云茯苓10克。加水煎服，每日1剂。

　　支气管哮喘是一种常见病、多发病，据悉大家熟知而又非常喜爱的中国台湾歌手邓丽君，就是被哮喘夺去了生命。哮喘还是一种对患者及其家庭和社会都有明显影响的慢性疾病。这种病常会让患者痛苦不堪，如果不及时进行预防和处理，哮喘也会危及性命。

　　我朋友的女儿琪琪，今年已经25岁了，让她最欣慰的就是，今年爱情、事业双丰收，每天努力工作，晚上陪着自己爱人散散步，小日子过得倒是挺滋润。但突发的一场感冒，让琪琪遭受不少痛苦。有一天下大雨，琪琪没带伞，身体瘦弱的琪琪，淋了雨后觉得浑身发抖，接下来就是猛打喷嚏、咳嗽，琪琪没理会那么多，急忙冲回家，可是回到家后，症状一点都没有改善，而且越发严重，一把鼻涕一把泪的，咳嗽起来也是上气不接下气，还大口大口地喘气，脸色极其难看，把她妈妈和老公吓到了，急忙把她送到我这里。我见到琪琪脸色有些发青，呼吸困难，就好像体内的全部氧气就要透支，这种情况我急忙拿起气管扩张剂给琪琪吸，过了一会儿，琪琪的呼吸平缓下来了，可是琪琪的心情久久都不能平静，用着恳求的语气对我说，一定要把她的病治好，真的是比死还难受。

琪琪用楚楚可怜的眼神看着我，我笑着对琪琪说："这病虽然是世界性难题，可是现在技术这么高超，很多问题都可以解决了。就像刚刚那只气管扩张剂，只要轻轻一吸就可以缓解呼吸，可是那里面的成分不良反应大，而且价格高，很多人都不乐意用。"我推荐你用一个简单的小偏方，五味子鸡蛋：五味子250克，鸡蛋7个。将五味子浓煎取汁，待药汁凉后再放入鸡蛋浸泡7天。每天取出一枚鸡蛋蒸食，可连续服用一个月。中医认为，五味子味酸、甘，性温。归肺、心、肾经。能上敛肺气，下滋肾阴，可用于气虚津伤、体倦多汗、短气心悸、肺气不足或肺肾两虚所致的喘咳，或喘咳日久，肺气耗伤。

前些日子，在街上碰巧遇见琪琪，她看起来精神不错。琪琪看到我开心地说："胡医生，您推荐给我的方子真管用，我的哮喘现在已经好了很多，很少再发作。真是太感谢您了！"

关于哮喘，我还想说另一个案例。莹女士是我诊治过的一位患者，她今年30岁，家庭幸福美满，有一位爱她的丈夫，还有一个2岁半的小孩。周末之时，他们就会带着孩子一起到附近的公园玩，大人孩子其乐融融。但是有一次突发状况，到现在都让他们胆战心惊。公园里有很多花，每一次从花丛中经过时，莹女士就会有种很难受的感觉，伴随着咳嗽、流泪、流鼻涕，而最严重的就是感觉呼吸困难。有一次莹女士，一下就坐在草丛中，并大口大口地呼吸，她丈夫紧张得以为莹女士是不是患有心脏病，慌张之下拨打了120。

到了医院，莹女士的丈夫描述了所有情况，最后诊断出是过敏性哮喘，并让莹女士随身携带吸入沙丁胺醇气雾剂，这一次算是有惊无险了，可是她很烦恼，总是有点后怕，还怕这种病会传染到小孩。经人介绍，她找到了我。我了解了莹女士的烦恼后，对莹女士说：

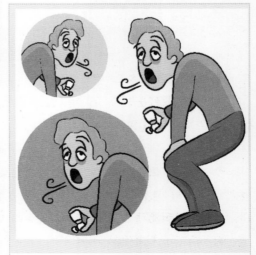

◎ 对于哮喘病人来说，应该多吃含有维生素A、维生素C及钙质的食物

"哮喘病不是传染病，不会传染的。还有就是携带吸雾剂，只是为有不备之需，可以应付着突发情况。我再给你开一个偏方，你回去坚持饮用。"这个偏方为苏叶灵芝茶：苏叶10克，野灵芝6克，云茯苓10克。加水煎服，每日1剂。

中医认为，苏叶味辛、微温，具有发表散寒、理气和营的功效，可治感冒风寒、恶寒发热、咳嗽、头痛无汗、气喘、胸腹胀满、呕恶腹泻、咽中梗阻、妊娠恶阻、胎动不安等症。野灵芝味甘，性平。归心、肝、脾、肺、肾五经。主治虚劳、咳嗽、气喘、失眠、消化不良，恶性肿瘤等。苏叶与野灵芝合用，对哮喘的疗效更佳。

哮喘是一种对患者及其家庭和社会都有明显影响的慢性疾病。对于具有哮喘相关死亡高危因素的患者，需要给予高度重视，这些患者应当尽早到医疗机构就诊。

  相关偏方

1.大葱红糖水：大葱450克，红糖1000克。大葱捣碎，入1000毫升水中（容器为暖水瓶最好），过10小时左右用纱布过滤去渣，加入红糖调和。

2.大枣糯米粥：白果8枚，大枣10枚，糯米50克。加适量的水煮粥服，分早晚2次服用，15天为1疗程，可连服3个疗程。具有润肺止咳、补中益气、和胃等功效，适用于儿童、老年哮喘间歇期。

3.杏仁粥：先将10克杏仁浸泡去皮尖（因杏仁尖部含有氰化物），细研，后入牛奶搅和滤汁。另加水煎党参30克、桑白皮10克、姜6克、枣6枚，去渣澄清，后下小米煮作粥，临熟时下杏仁汁，搅匀。空腹任意食用。本方可以清泻肺热，止咳平喘。

❀ 9. 鸡蛋炖三七，治疗消化道溃疡

症 状	消化道溃疡	
偏方1	鸡蛋炖三七〉将1个鸡蛋打入碗中搅拌，加入三七粉3克拌匀，隔水炖熟再加蜂蜜30克调匀服食。可疏肝理气，和胃健脾。	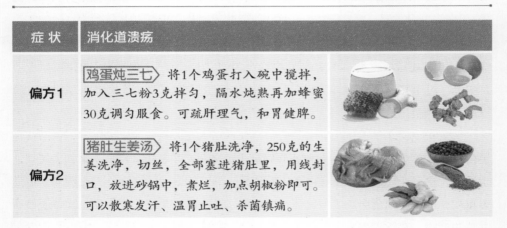
偏方2	猪肚生姜汤〉将1个猪肚洗净，250克的生姜洗净，切丝，全部塞进猪肚里，用线封口，放进砂锅中，煮烂，加点胡椒粉即可。可以散寒发汗、温胃止吐、杀菌镇痛。	

　　消化道溃疡主要指发生在胃和十二指肠的慢性溃疡，亦可发生于食管下段、胃空肠吻合口周围及含有异位胃黏膜的美克尔憩室，又称梅克尔憩室。这些溃疡的形成与胃酸和胃蛋白酶的消化作用有关，故称消化性溃疡。以青壮年多发，男性多于女性，儿童亦可发病，老年患者所占比例亦逐年有所增加。消化道溃疡真是所谓的"痛起来要人命"，所以消化道溃疡并不可以忽略其伤害性，应及时治疗和预防。

　　我朋友的侄子小杨，现在的工作是销售人员，生活极其不规律。从22岁就来到城市打拼，到现在都3年了。自己一个人在外租房子，又懒得做饭洗碗，一日三餐也就随随便便吃点，能填饱肚子就行，对付胃而已。每天晚上约上客户谈业务，免不了要请客吃夜宵，熬夜到两三点是正常不过的事了。这样的生活，日复一日，小杨开始觉得胃部隐痛，可是一直都不以为然，以为忍一忍就可以不疼了。可是之后胃痛更加厉害了，无奈之下只好到医院检查，做了胃镜才知道是得了消化道溃疡。医生给小杨开了西药，让小杨坚持每天服用，直至恢复。小杨先让医生帮他开了一个星期的药，吃完觉得胃不痛了，就没再吃药。可是过了一段时间，胃痛又复发了，

小杨觉得很失望，难道要这样一直靠着吃西药来止胃痛吗？而且这笔药费也不少啊！朋友知道了小杨的情况，就带他过来找我。我看到小杨的脸色有点泛黄，而且精神萎靡，看起来痛苦不堪。我给小杨开了一个简单的偏方——鸡蛋炖三七：将1个鸡蛋打入碗中搅拌，加入三七粉3克拌匀，隔水炖熟再加蜂蜜30克调匀服食，可疏肝理气，和胃健脾。我对小杨说："消化道溃疡这种常见的胃病是需要一日三餐进行调理，所以对吃的东西要有讲究，不能吃刺激性的食物，包括生硬、冰凉、辛辣的食品，以新鲜蔬菜、水果、粥类为主。且不良的饮食、生活习惯是影响身体健康的最大因素，所以最好养成良好的生活和饮食习惯，有助于病情的治疗和恢复。"

小杨回家后依言行事，每天都吃鸡蛋炖三七，并尽量安排好时间，不熬夜、不喝酒，过了几个星期后，小杨来到我家，特意对我说，他现在身体好了很多，跟以前不一样了。说完开心地笑了。

罗女士也是我诊治过的一名患者，她和自己的爱人开了一个大排档，生活就是黑白颠倒。常常熬夜到3点，再吃点夜宵就上床睡觉，早餐也直接免了就到了午餐，生活、饮食毫无规律的她，加上多年的劳累，导致她最近胃痛老犯，而罗女士也没多重视，就随便到药店买了些胃药。可是吃了药，她还是感觉胃很痛，而且还会有呕吐的症状。感觉事关重大，就到医院检查，被诊断为消化道溃疡，医生给罗女士开了几种西药，要罗女士每天按时服用。罗女士回家吃了药后，有一段时间是好了，但不久又再复发。后来，她来到中医院找我，想通过调理慢慢康复。我了解她的情况后，给她开了一个偏方——猪肚生姜汤：将1个猪肚洗净，250克的生姜洗净，切丝，全部塞进猪肚里，用线封口，放进砂锅中，煮烂，加点胡椒粉即可。

猪肚即猪胃，味甘、微温，入胃经。猪肚中含有大量的钙、钾、钠、镁、铁等元素和维生素A、维生素E、蛋白质、脂肪等成分。补虚损，健脾

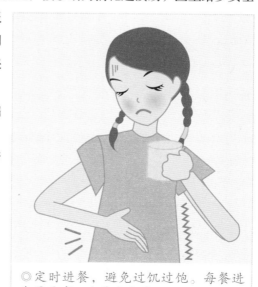

◎定时进餐，避免过饥过饱。每餐进食量要有一个基本定量

胃。治虚劳羸弱，泄泻，下痢，消渴，小便频数，小儿疳积。配与驱寒暖胃的生姜，可以用于治疗胃寒，心腹冷痛，因受寒而消化不良，吐清口水，虚寒性的胃、十二指肠溃疡等症。

我告诉罗女士，西药还是要按时吃，但平时可多吃生姜猪肚汤。我还叮嘱罗女士，既然为了谋生没办法改掉这样的生活习惯，但至少早餐要按时食用，晚上宵夜最好不要在睡前1小时吃。

一个月后，罗女士打电话高兴地告诉我："自上次从医院回来，我就按着您说的方法去做，现在我感觉胃真的舒服了很多，不会再有那种痛苦难忍的感觉了。我现在对自己的病很有信心。"

消化道溃疡的患者，生活要有规律，避免过劳或睡眠不足，宜进食不硬、柔软又营养丰富的易消化食物，忌烟酒。

⊛ 相关偏方

1.红花茶：红花5克，蜂蜜与红糖各适量。先将红花放在保温杯中，以沸水冲泡，盖泡10分钟，再调入蜂蜜与红糖适量，趁热频频饮用。

2.芦荟蜂蜜酒：芦荟叶、烧酒、蜂蜜各适量。取芦荟叶，去刺，细捣，加其一倍的烧酒和四分之一烧酒量的蜂蜜，放置20天便成芦荟酒。芦荟酒越陈越好。1次1酒盅，1日服3次。

3.大枣冬菇汤：大枣15枚、干冬菇15个各洗净，放进砂锅中，加上生姜片、食盐、味精，用大火煮沸，小火熬煮成汤。

4.桃仁猪肚粥：将10克生地黄和10克桃仁洗净，煎水取汁；1个猪肚洗净，切块；再把大米50克洗净，放进砂锅中，加适量水和药汁，与猪肚一起熬成粥。

5.佛手薏米粥：将佛手10克洗净，煎水取汁，去渣，加上薏米30克、山药30克及猪肚汤，煮成粥即可。可泻热和胃。

❀ 10. 金钱草蜜汁饮，防治肾结石

症 状	肾结石	
偏方1	**钱草蜜汁饮〉** 用金钱草80克，蜂蜜50克。上两味煎服，本方利尿排石。	
偏方2	**威灵金钱草〉** 用威灵仙、金钱草各60克。上两味共煎，每日1剂，每日服2次，连服5天，本方主治肾结石。	

　　肾结石，顾名思义，就是肾脏里面长出了"石头"。在泌尿系统的各个器官中，肾脏通常是结石形成的部位。肾结石是泌尿系统的常见疾病之一。肾结石虽然是一种良性疾病，但有时候可能堵塞尿路阻碍尿液的排出，造成疼痛、肾积水，严重的可能造成尿毒症，甚至肿瘤。青壮年是高发人群。肾结石不仅会给身体上带来疼痛，一旦因为结石阻碍了尿液的排出，细菌不能及时排出，严重时可导致败血症，危及生命。

　　我有一位亲戚张伯，现在在家乡靠着种田、养猪谋生，每天生活虽然过得很清贫，但是他也乐在其中。可是最近身体上的一些毛病，让他顿时觉得生活好像少了好多乐趣，因为白天在农田干活时，常会出现腰部绞痛，并且在夜间也会突然发生一侧腰背部剧烈疼痛，他形容就像是"刀割样"，还偶尔会发生恶心呕吐，邻居都时常说他，脸色怎么一天不如一天。张伯坐卧不宁，非常痛苦，严重的时候还出现血尿，这才让张伯提高了警惕，特意到省城的大医院检查，结果显示张伯得了肾结石，配合医生的治疗张伯做了碎石治疗，肾里面的石头已经清理干净了，可是张

伯还是忧心忡忡，因为他有一个朋友也是得了肾结石，做了手术，不到一年，又复发了，所以特意打电话问我有没有根除肾结石的好办法。

我告诉张伯肾结石要根除是不太可能的，张伯听了很失望，心灰意冷，但我告诉张伯我可以给他推荐一个小偏方，对预防肾结石的复发有较好的效果，张伯很是开心。这个偏方就是钱草蜜汁饮：用金钱草80克，蜂蜜50克。上两味煎服，可利尿排石。日常生活中还要多运动，跑跑步、跳跳绳，适当运动也有利于较小结石的排出。我还告诉张伯，饮水也是预防结石复发的重要一环。我建议他每日饮用4000毫升以上水，保持每日排出1500毫升以上的尿液，使尿液保持非常稀释的状态。

中医认为，金钱草味甘、微苦，性凉。归肝、胆、肾、膀胱经。具有清热解毒，散瘀消肿，利湿退黄之功效，可用于热淋、沙淋，尿涩作痛，黄疸尿赤，痈肿疔疮，毒蛇咬伤，肝胆及泌尿系结石等症。现代研究表明，该品主要含酚类成分和固醇、黄酮类、氨基酸、鞣质、挥发油、胆碱、钾盐等，还具有排石，抑菌，抗炎作用，对体液免疫、细胞免疫均有作用。

过了几个月，再见到张伯时，他的脸色已经红润有血色了，他高兴地说："我现在感觉年轻了几岁，精神真好多了，腰部绞痛几乎不再复发，每天也养成了很好的饮食习惯。因为我坚信，每天这样做下去，我的肾结石会好的。"

关于肾结石，让我印象深刻的还有一位患者阿东，今年30岁，是一名普通民工，基本工作是当一名搬运工，为了养家糊口，每天还是要从早到晚拼命干活。可是有一次腰部绞痛，让阿东几乎没办法伸着腰，而且面色苍白，晚上也会被痛到惊醒，同时还会出现下腹部及大腿内侧疼痛，这样的折磨，让阿东每晚不得安宁，经常因此失眠。阿东被迫之下只能暂停工作，到医院检查，结果显示是肾结石，阿东攒够了钱，到医院做了治疗。之后阿东又像以前一样正常工作了。

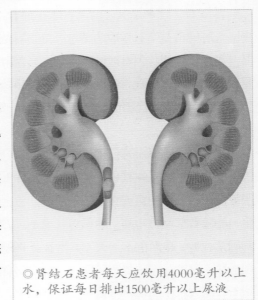

◎肾结石患者每天应饮用4000毫升以上水，保证每日排出1500毫升以上尿液

过了两年，阿东无意中发现自己小便时，有碎小的石头随着尿液排出，而且还有血尿的情况，阿东发现问题所在，应该是肾结石复发了。阿东听朋友说，中医治疗肾结石也有疗效，而且价钱也比西医实惠，于是他来到市中医院，寻求治病的方法。我了解过他的情况后，就给他开了一个偏方——威灵金钱草：用威灵仙、金钱草各60克。上两味共煎，每日1剂，日服2次，连服5天。我还叮嘱阿东，每天要喝够足量的水，有利于碎石的排出，而且还要经常运动，像跑跑步、打打球等。

半年过后，阿东再来找我，说要给我报上好消息。阿东说："那次在你这走后，我每天都坚持运动，每天都坚持喝威灵金钱草汤。现在我的腰部绞痛很少再犯了，而且血尿也消失了，现在我能正常上下班了。"我说："为了孩子，为了家人都不容易，好好保重身体。"

❀ 相关偏方 🍯

1. **核桃仁汤**：先将500克菜油倒入锅内，用小火烧热，再将碎至米粒大小的核桃肉500克与冰糖500克一起倒入锅内，搅拌均匀后食用，可治疗肾结石。

2. **桃仁冰糖糊**：取胡桃仁200克，麻油200毫升，冰糖200克。用麻油将胡桃仁炸酥，研成细末，与冰糖调成乳状。每日1剂，分3次服。本方通淋排石。

3. **石苇茶**：石苇、车前子各60克，栀子30克，甘草15克。将上药共捣粗末，每日一剂，水煎代茶饮。本方可治疗肾结石。

4. **蜂蜜二汁饮**：取空心菜200克，荸荠200克，蜂蜜适量。将空心菜和荸荠洗净后捣烂取汁，调入适量的蜂蜜后服用。本方通淋排石。

5. **莲藕冬瓜汤**：生藕节500克，冬瓜1000克，洗净切片，加水适量煮汤服。一天服完。本方可治疗肾结石。

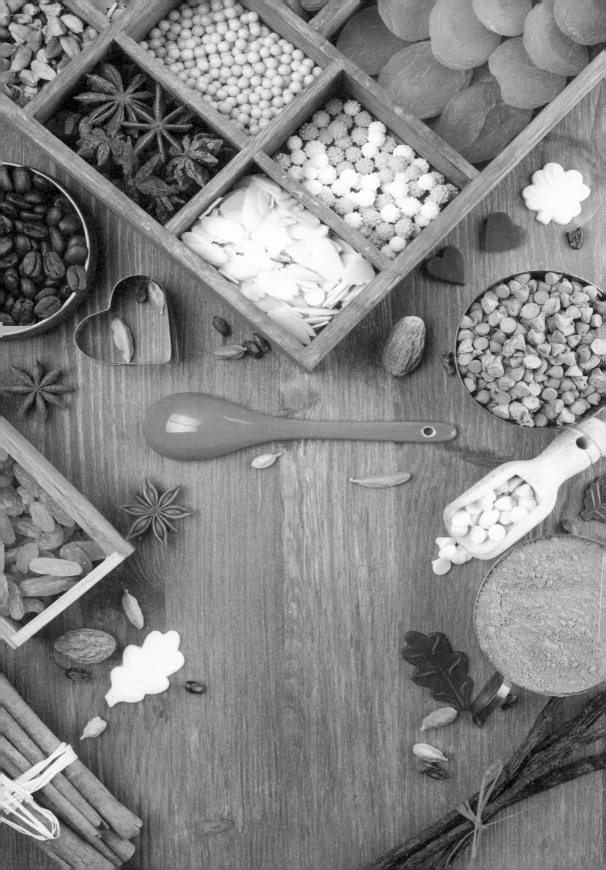

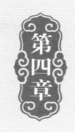

第四章

跌打损伤别着急，外科偏方显神奇

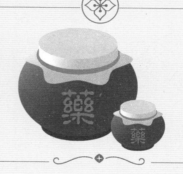

外科疾病是医院中主要用手术来治疗身体内外疾病的一科。外科疾病分为五大类：创伤、感染、肿瘤、畸形和功能障碍。外科疾病总让人疼痛难耐、坐立不安，因此，必须要解决它们，才能健康愉快地生活。

本章介绍了6种生活中常见的外科疾病，如烫伤、擦伤、割伤、扭伤、颈椎病、落枕等疾病，针对每种病症，分别推荐了多个小偏方供患者选择，希望患者朋友能从中获益。

1. 蛋清加白酒，解决烫伤问题

症 状	皮肤红肿、疼痛	
偏方1	蛋清白酒 鸡蛋1个，白酒15毫升。取蛋清与酒共调匀。敷患处，每日3～4次。	
偏方2	黄瓜汁 黄瓜200克。将黄瓜切开去瓤和子，用纱布挤压取汁，过滤，将汁装入瓶内备用。蘸汁涂于患处。	

　　日常生活中，皮肤烫伤屡见不鲜，如热水瓶的爆破或被打翻，孩子在厨房里玩耍导致沸水烫伤，或在洗澡时误入未用手试温的热水浴盆；最厉害的是在高压锅烧煮米粥时因气阀失灵而造成严重的面部蒸汽烫伤。烫伤带来的疼痛是剧烈的，如果处理不好，留下后遗症，诸如皮肤上有瘢痕、斑纹之类，还会影响人的心理健康。因此，有必要学会一些简单的方法处理烫伤，尽量将伤害减到最小。

　　老王是我的至交，他有个五岁的孙女小柔，是个乖巧可爱的孩子。这天老王带着小柔过来我家玩，老伴儿给老王冲了杯热茶，小柔很懂事，知道爷爷的胳膊有风湿，不是很灵活，就自告奋勇地要帮老王端茶杯，结果手一滑摔地上了，正好泼在脚背上，红了一大片，小柔痛得直哭，老王也急了，抱起小柔就要往医院跑，我连忙说："老王，你急糊涂了，我就是医生啊，让我来。"他赶紧抱着小柔坐下，我让老伴先打点凉水来，给她冲了一下脚背，还好，是夏天，小柔没穿袜子，只是轻微的烫伤，我让老伴去到冰箱找了一个鸡蛋，打出来只留了蛋清，加了点白酒进去，搅匀了，用棉棒蘸着轻轻涂在小柔脚背上。小柔说："脚背上凉凉的，好像没刚才那么疼了。谢谢爷爷。"老王也笑了："老柴，这方子管用吗，以后会不会有瘢痕啊？"我说："不会的，等我把方子给你写下来，你回去照着做，一个星期内就会好了，不会留瘢痕。"

小女孩皮肤嫩，容易伤得厉害，但是皮肤生养也很快，用鸡蛋清是最好的方法，也不会有任何刺激性。具体做法：取鸡蛋1个，白酒15毫升。把蛋清与酒同调匀。敷于患处，每日3～4次。蛋清味凉、微寒，性甘，无毒。《食疗本草》中也叫鸡子白、鸡子清，就是鸡蛋的蛋白部分。蛋清有收敛的作用，能降低毛细血管的通透性，涂后形成痂膜，起到了保护作用，能减少体液渗出，并能防止继发性休克；同时痂膜又能防止不洁物质的污染和外来刺激，起到了保护患处不感染的作用，更有减轻疼痛的作用。

另外，我还告诉老王黄瓜汁对烫伤也有效果，可以帮他孙女敷。中医认为，烫伤属于热、毒、湿凝聚于局部所致。热毒侵袭皮肤则红肿热痛，湿聚于局部则疼痛缠绵不愈。黄瓜味甘、性凉，具有除热、解毒、利湿的功效，对烫伤所致的红肿疼痛有缓解作用。

具体做法：取洗净的生黄瓜300克于烫伤后食用，另取200克榨汁，取若干消毒干纱布浸泡在黄瓜汁里，取出一块敷于患处，并时而在其上轻轻拍打，每2个小时换一块新的，一般重复操作1～3天就可明显好转。若榨汁不方便也可以将黄瓜切成与烫伤形状一样的片状敷于患处，并反复摩擦，每1个小时更换一片，2～4天可好转。

在日常生活中，如果发生烫伤，不要惊慌，也不要急着脱掉贴身衣衫、丝袜等，应立即用冷水冲洗。等冷却后才可小心地将贴身衣服脱去，以免撕破烫伤后形成的水泡。冷水冲洗的目的是止痛、减少渗出和肿胀，从而避免或减少水泡形成。切忌用冰水，以免冻伤。烫伤后切忌用紫药水或红药水涂擦，以免

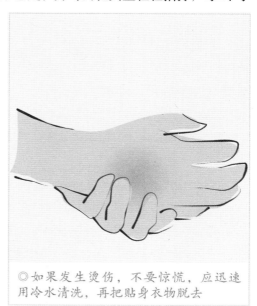

◎如果发生烫伤，不要惊慌，应迅速用冷水清洗，再把贴身衣物脱去

影响观察伤后创面的变化。大面积或严重的烫伤经家庭一般紧急护理后应立即送医院。民间所说烫伤后浸泡在酱油里是错的，因酱油本身含有大量细菌，也不利于散热，容易引起伤口感染。烫伤后也不可涂抹牙膏。

 相关偏方

1.**泡桐叶香油散**：将泡桐叶洗净晒干，研末，过筛备用。用时取香油少许与泡桐叶粉调成糊状，清洁创面后将药敷于创面，每日换药3次。此方可清热、止痛、消肿。主治新鲜Ⅰ、Ⅱ级烧伤及小面积Ⅲ级烧伤。

2.**西瓜水**：将熟透的大西瓜1个切开，去瓜子，取瓜瓤和汁装入玻璃瓶内密封，存放3～4个月，等产生似酸梅汤气味时，过滤后便可使用。用时先洗净伤口，以消毒棉球蘸西瓜液（浸透）敷于患处。每日更换2次，轻者1周可愈，较重者2周即愈。此方清热、生肌，用于治烫伤、灼伤。

3.**狗骨香油粉**：将适量狗骨烧成炭状，取出碾成细粉，过筛，用香油调匀。敷涂患处。此方可收敛、生肌、解热毒。用于治火烧伤、水烫伤、肌肉溃烂。

4.**马铃薯汁**：将适量马铃薯去皮，洗净，切碎，捣烂如泥，用纱布挤汁。以汁涂于患处。此方可清热、防腐。用于治轻度烧伤及皮肤破损。

5.**南瓜露**：将老南瓜1个切片装入罐内密封，埋于地下，候其自然腐烂化水（越久越好），然后过滤，即为南瓜露。每日2或3次涂于患处，连涂数天即愈。此方清实热、解火毒。用于治水烫伤、火灼伤。

6.**陈年小麦粉**：将陈年小麦粉炒至黑色，用筛过细。如皮肤溃烂，干敷于患处。如水泡尚未破，用陈菜油拌匀调涂。此方可清热凉血、止痛。用于治火、油烫伤。

2. 一片大蒜膜，杀菌消毒效果好

症状	轻微擦伤、割伤
偏方1	**大蒜膜贴伤口** 取一瓣大蒜，剥去外皮，取下晶莹透亮的薄膜贴在清洁后的伤口上。注意用紧贴蒜瓣的那一面贴。可杀菌消毒。
偏方2	**茶叶水涂抹法** 取喝剩下的茶叶研碎涂抹于伤口处（忌用隔夜茶）。茶叶中含有较多鞣酸，对于细胞修复有较好的促进作用。

　　滑倒或跌倒时容易有擦伤。虽然擦伤的伤口浅小，出血量少，但由于伤口表面面积大，易感染细菌，所以要彻底清洗消毒。若伤口不深，只要特别注意不要受到感染，并保持伤口透气（不要贴纱布），很快就可以痊愈。

　　割伤是指被刀子或玻璃等锐利物品割破身体某部位。割伤后先确认伤口的深浅，若有出血则先止血消毒。止血后要消毒并贴上无菌纱布，如果想让伤口尽快愈合，也可使用纱布。伤口深且大时，可能会神经或肌腱断裂，除了止血外，应尽快送医院治疗。伤口以杀菌纱布覆盖。

　　现实生活中，割伤及擦伤很少会严重到需请医生治疗，但是我们有必须要掌握一些急救小偏方，以备不时之需。

　　前几天在晨练时，老金在慢跑，不知道哪个愣小子骑自行车很快速地转了个弯，正好到老金身边，老金往旁边闪躲，小腿蹭到花坛边的瓷砖上，他哎哟一声，我赶紧过去，小伙子跳下车来，问："大爷，您没事吧？"我一看老金小腿处刮了一下，有点红，不到巴掌大的一块皮肤，被划破了一点，问道："老金，没闪到腰吧？"老金说没事，就这刮了下，对小伙子说："小伙子，骑车子慢着点。现在我也没啥事，你走吧。"小伙说了声对不起，就骑上车子走了。我扶着老金送他回去了，让他用双氧水清洗了一下伤口，给他介绍了个小偏方：大蒜膜贴伤口。取一瓣大蒜，剥去外皮，可以看到有一层晶莹透亮的薄膜附着在上面。小心将这层膜取下，然后轻轻贴在清洁后的伤口上。注意用大蒜膜紧贴蒜瓣的那一面贴在伤口上，因为大蒜膜所含的大蒜素成分能杀菌消毒，也能加快伤口的愈合。

照顾着老金休息了下，我就回家了。刚到家电话就响起了，一看是老金，我正纳闷呢，怎么回事啊。电话里老金的声音很着急："老伴刚说要给我煮个汤补补，刚在切肉的时候不小心切到手指头了。我老伴死活不去医院，说是太费钱了，一点小伤，包扎一下就可以了。我拗不过她。老柴，您有没有什么好办法啊。"我一见桌上的茶杯，还是今天的茶呢，就想到了一个快速止血的小偏方：茶叶水涂抹法。取喝剩下的茶叶研碎涂抹于伤口处（忌用隔夜茶）。由于茶叶中含有较多鞣酸，对于细胞修复有较好的促进作用，而泡过的茶叶会充分溶出这一物质，所以可以放心使用。而隔夜的茶，有可能会滋生一定的细菌和亚硝酸盐，对人体不好，所以要用新泡出来的茶叶涂抹伤口或用茶水浸泡。用碎茶叶涂抹止血后，再用双氧水在伤口周围消毒，不要涂抹伤口处。老金听完后就照着我说的方法帮他老伴止血去了，之后他打电话给我，说茶叶止血很快，而且他老伴那伤口也不深，所以很快就愈合了。

在日常生活中，若碰到轻微擦伤的情况，首先要清洗伤口，可把伤处置于水管下冲洗或用肥皂水及消炎药水洗。其次，待皮肤干燥后，对齐切口两侧的边缘，可贴上粘着皮肤的胶布，有助于伤口整齐愈合。必要时，用消毒敷料盖好后再用胶布（胶纸）粘好。但如果碰到伤口大，压迫十分钟后出血仍不止；

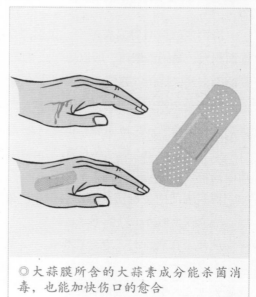

◎大蒜膜所含的大蒜素成分能杀菌消毒，也能加快伤口的愈合

伤口深且有出血；面部擦伤或割伤；伤口割裂；伤口内有脏物或异物，无法自行取出等情况，必须赶快到医院救治。

在被割伤的时候，首先要捏着伤口阻止血液流出。在切东西时不慎被尖锐的利器割伤或刺伤时，可能会一直流血，但是千万不要慌张，应保持冷静。首先用清洁的水冲洗，为了保护伤口，冲洗后要裹上纱布。然后把患部置于比心脏高的部位，这样就能慢慢止住血了。在止血后用双氧水在伤口周围消毒，可防止伤口化脓，之后留下瘢痕。伤口处就不要涂抹了。如果伤口进了异物，为了避免化脓，自己还是不要随便取出为好，应请医生帮忙。胶布、纱布、绷带，最好都不要直接贴在伤口上。

 相关偏方

1.**鱼肝油贴伤口**：先按常规清洗处理伤口，然后把鱼肝油丸剪破，把里边的油液倒在伤口上，令油液完全覆盖伤口。此外鱼肝油里含有的丰富维生素，能给伤口局部细胞提供营养，促进组织生长和修复，这是创可贴无法具备的作用。里面的油性成分覆盖在伤口上，就相当于加了一层保护膜，能起到类似创可贴的保护作用。

2.**用鸡蛋膜贴伤口**：先把一个鸡蛋洗干净，有条件的话，用75%的酒精给外壳消毒，或在白酒里泡上一会儿，给鸡蛋壳表面清洁消毒。然后敲开鸡蛋，轻轻扯下蛋壳里附着的那层鸡蛋膜，并贴在经常规清洁后的伤口上，再挤掉蛋膜与伤口之间的空气，使之贴紧。注意在贴膜的时候，应把鸡蛋膜中沾有蛋清的那一面贴在伤口上。鸡蛋膜是接近于生理状态的生物半透膜，有像创可贴一样的保护作用。另外，新取下来的鸡蛋膜上的蛋清含有溶菌酶，能起到杀菌作用，其营养成分也可促进伤口组织的生长、愈合。

❀ 3. 扭伤肿痛严重，就敷韭菜泥

症 状	脚扭伤红肿、瘀血	
偏方1	韭菜泥 〉取鲜韭菜150克（带根）洗净，捣如泥状，然后加体积分数75％酒精5毫升、甘油5毫升即成。外敷于伤处，范围应超过肿胀区2～3厘米，24小时后重新更换，3次为1疗程。韭菜捣泥敷患处，有良好的活血化瘀、消肿止痛的作用，故治扭伤收效颇速。	
偏方2	葱头足浴汤 〉带须葱头七颗，粗盐一把，黄豆一把，加水烧开，蒸患处，水稍凉后下水泡患处。一日一次，主治关节扭伤。	

扭伤是指身体肌肉、肌腱、韧带、筋膜、关节等产生撕裂、断裂或移位等，主要表现为局部肿胀、疼痛、活动受限、皮色紫青。多由剧烈运动或负重持重时姿势不当，或不慎跌仆、牵拉和过度扭转等原因，引起某一部位的皮肉筋脉受损，以致经脉和络脉不通，经气运行受阻，瘀血壅滞局部而成。

外甥小亮大四了，这个寒假来我家玩，这天他和侄儿们一起去小区球场打篮球，回来的时候是两个同伴扶着他回来的，一进门，他就直嚷嚷："今天倒霉啊，刚打得起兴呢，就崴了下脚，痛死了！"我赶紧让他坐下，看了看他的伤，脚踝处隐约有点紫红色，看来是瘀血滞留了，我轻轻按了一下，好在骨头没事，只是力太大扭伤了，他疼得叫起来："好痛！"我笑了："这么大人了，忍着点。"边说着边打来一盆水，从冰箱里取出几块冰放进去，找来一块毛巾浸湿了放在伤处，他倒吸了口冷气，咬牙忍着。我看他那样，就跟侄儿说："这个毛巾过一会不冰了就再泡一下给他敷上。"我就去找点韭菜帮他敷脚。

中医认为，韭菜根味辛，入肝经，温中行气、散瘀；韭菜叶味甘、辛、咸，性温，入胃、肝、肾经，温中行气，散瘀。韭菜的辛辣气味有散瘀活血、行气导滞的作用，适用于跌打损伤、反胃、肠炎、吐血、胸痛等症。取鲜韭菜150克（带根）洗净，捣如泥状，然后加75%酒精5毫升、甘油5毫升即成。我将配制好的韭菜泥敷在小亮伤处，叮嘱他好好休息，24小时后还要重新更换，连用3次为1疗程，直到脚好为止。

小亮乖乖地坐着，看他有一阵子是动不了了，也好，小伙子也该清静清静，养养心嘛。第二天，在给他换敷药的时候，我弄了一个汤给他泡泡脚，这样会好得更快。取带须的葱头七颗，粗盐一把，黄豆一把，加水烧开，蒸患处，水稍凉后下水泡患处。每日1次。葱头中含有植物杀菌素如大蒜素等，有很强的杀菌能力；粗盐有发汗的作用，可以排出体内多余的水分，并且促进皮肤的新陈代谢，加快伤口的愈合；而黄豆能抗菌、消炎和消肿，三者合用，对扭伤后的肿痛有很好的疗效。每次泡完后再敷上韭菜泥。两个礼拜后小亮就能跑能跳了。

在日常生活中，手脚扭伤是会经常发生的，我们该如何治疗呢？总的来说，发生扭伤时，首先要分辨伤势的轻重。如果活动手脚时很疼，但并不剧烈，大多是软组织损伤，可以不医治。如果活动足踝时有剧疼，无法站立和挪步，疼在骨头上，扭伤时有声响，还迅速肿胀等，就是骨折的表现了，应马上到医院诊治。

其次要正确使用热敷和冷敷。热敷和冷敷都是物理疗法，作用却截然不同。血遇热而活，遇寒则凝，所以在受伤早期应该冷敷，以减少局部血肿。在

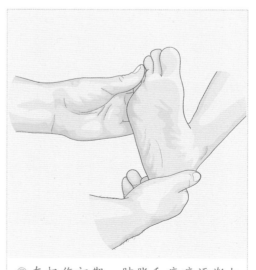

◎在扭伤初期，肿胀和疼痛逐渐加重，应停止活动，抬高患肢

出血停止以后再热敷，可加速消散伤处周围的瘀血。一般而言，受伤24小时后开始热敷。正确冷敷、热敷之后才能加以适度按摩。同时还可内服一些跌打伤痛药，吃些坚果，以帮助恢复肌肉损伤。

❈ 相关偏方

1.**红豆粉**：红豆磨粉，凉水调糊，涂敷受伤部位，厚0.2～1.0厘米，外用纱布包扎，24小时后解除，未愈者依上法再次涂敷。《朱氏集验方》《药性本草》中就有用红豆治"赤肿"、散"恶血"的记载，对炎性肿痛亦有排脓消肿、化瘀止痛的作用。

2.**加味归芎散**：当归、川芎、姜黄、羌活各20克，上药共研成细末。内服：每次取细末6～9克，水冲服，每日2次。外用：每次取药粉20克，加水调成糊状，外贴患处，每日更换1次。一般情况下外用即可，症状重者，应内外并治。有活血化瘀的功效，主治扭伤。

3.**生姜韭菜泥外敷**：取生姜、韭菜各适量，捣烂如泥，敷在肿痛处，外用纱布绷带固定，每晚更换1次。

4.**月季花外敷**：月季花适量，洗净，捣成糊状，敷患处，每日1次，连用数日。有活血化瘀的功效。

5.**牛膝方**：鲜怀牛膝适量，洗净，捣烂，加少许食盐，和匀涂患处，外用绷带固定，每日1次。有消肿止痛的功效。

6.**松木锯末方**：松木锯末500克，陈醋500毫升。上述药物加水400毫升煮沸后，将患足置于药盆上，约距20厘米，再覆盖上宽大的毛巾，进行熏蒸20～40分钟，每日1～2次，5～7次为1疗程。

4. 花椒酒治颈肩疼痛有奇效

症 状	肩关节疼痛、肩部活动受限
偏方1	花椒酒 取花椒、盐各50克，45度以上白酒500毫升。将花椒和盐放入白酒中密封浸泡，每日摇动1次，连泡7日。用药棉蘸花椒酒反复涂擦患处，每日3次。除湿止痛，温通散寒。
偏方2	老姜葱白敷 老生姜1000克，葱白500克，甜酒250毫升。共捣烂，入锅内炒热，取出热敷患处，冷后再炒热，每日2次，每次10～20分钟，5～7日为1疗程。用于肩胛骨痛。

肩痛，是中老年人经常有的症状。而一说起肩痛，最先想到的就是肩周炎，这是中老年人的多发病，50岁之后多发，故有"老年肩""五十肩"之称。肩周炎的主要症状是肩关节疼痛和活动受限，是一种因肩关节周围软组织病变而引起的肩部疾病。疼痛以肩关节的前、外侧部为重，可放射到同侧的肩胛部、肘部及手部。疼痛以肩关节痛或针刺样痛为主，重者夜间痛甚，影响睡眠，表现为难以完成洗脸、梳头和穿、脱衣服等动作。肩周炎因具有关节僵硬和遇热痛减，遇冷痛甚等特点，又称"冻结肩""肩凝症""露肩风"等。

我好几天都没遇到一起晨练的老张了，想着他可能最近有事太忙了吧，这天还是没见着他，回去后我给他打了个电话，他说肩周炎犯了，之前去医院开了些药，都是些止痛的西药，吃了倒是好了一阵子，最近又犯了，整个胳膊都疼，连穿衣服都费劲啊。他唉声叹气地说道："老了，不中用了。"声音里充满了疲惫和无奈。我心里一阵难受，突然想起前阵子给一位病人介绍过的一个方子，那患者说用过之后效果很不错，不妨给老张试试。

我在电话里说："老张，别这样。我给你推荐一个偏方，有个患者试过了，很好用的。"这个偏方就是花椒酒，具体做法：取花椒、盐各50克，45度以上的白酒500毫升。将花椒和盐放入白酒中密封浸泡，每天摇动1次，连泡7天放好。用药棉或干净的纱布蘸花椒酒反复涂擦肩部和胳膊，每天3次，期间及愈后患处注意保暖。

花椒，又名蜀椒、川椒，味辛，性热，具有很好的温通散寒、除湿止痛、扩张血管的功效。加入白酒炮制，增强花椒温通发散寒湿之力，加入盐则能制约花椒辛热的药性，并能很好地将药性引经入肾。此方外用于肩周炎可起到温经散寒、舒筋活络的作用。另外，我告诉老张："在用这个子的同时，一定要格外注意患处保暖御寒，坚持配合肩部锻炼。"

老张连声说好，我想了想，接着说："老张啊，再给你推荐个热敷的方子吧，用药酒擦再配上热敷，效果会更好。这个材料也是很好找的，用老生姜和葱白、甜酒就行。具体做法：用老生姜1000克，葱白500克，甜酒250毫升。共捣烂，入锅内炒热，取出热敷患处，冷后再炒热，每日2次，每次10~20分钟，5~7日为1疗程。可以缓解肩胛骨痛。"我接着说："赶紧擦好，一起来晨练吧，老了更要运动呢。"老张在那头笑了。

过了十几天，我在小公园里遇到老张了，他看起来精神了许多，我们一起慢跑，做做运动，老张说他坚持了十几天，现在胳膊利索多了，我跟他说："吃的东西也得多注意啊，有个食疗方，可以一直用，用猪肉250克，蘑菇250克，黄酒30毫升，花椒适量，白酒30毫升。花椒熬水冲入黄酒，将肉切片，和蘑菇、黄酒拌匀，蒸熟，边喝白酒边吃菜，可分2次吃完。这个也是温

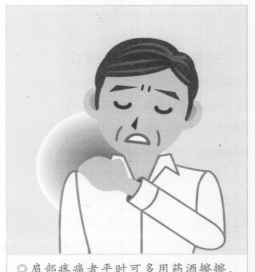

◎肩部疼痛者平时可多用药酒擦擦，肩部加强锻炼，还要注意保暖防寒

通散寒的，老了，就是不能受寒了。"

肩周炎是中老年人常犯的毛病，多为风湿寒邪侵袭所致，也不必太过于担忧，平时可多用药酒擦擦，肩部加强锻炼，比如做一些简单的甩胳膊的动作，但动作幅度不要太大。一定注意的是保暖防寒，肩部及其他关节都不能受寒，食疗方面可多食用一些温通散寒的药材食物，如生姜、川乌、花椒、猪肉等，老年人脾胃较弱，这些食材多用熬粥、蒸煮等方法。

 ## 相关偏方

1.**川乌草乌散**：川乌、草乌、樟脑各90克，均研成末，醋适量。取药末适量，醋调成糊，匀敷压痛点，厚约0.5厘米，外裹纱布，然后用热水袋热敷30分钟，每日1次。对无菌性腱鞘炎，腱鞘囊肿，骨质增生均有一定的效果。

2.**通络止痛汤**：柴胡、当归、法半夏、羌活、桂枝、白芥子、附片、秦艽、茯苓各10克，白芍、陈皮各15克。以白酒作引，水煎服。每日2次，6天为1个疗程。此方祛风散寒、通络止痛。适用于肩部疼痛较轻、病程较短者。症状表现为肩部疼痛、有麻木感、不影响上肢活动，局部发凉，保暖或抚摩则痛减，舌苔白、脉浮或紧。

3.**散寒化瘀汤**：生白术30克，炮附子15克，生姜3片，大枣3枚。水煎服，每日1剂。此方散寒除湿、宣痹止痛、化瘀通络。主治肩臂疼痛剧烈或远端放射。症见昼轻夜重、不能举肩、肩部感寒冷、麻木、沉重、畏寒、得暖稍减，舌淡胖、苔白腻、脉弦滑。

4.**松枝酒**：松枝2500克，酒5000毫升。共入瓷罐密封1周，每日3次，每次30～50毫升饭后服。可缓解肩痛、肩周炎。

5.**按摩疗法**：（1）在昆仑、申脉穴捏揉30～50次，力度以酸疼为宜。（2）掐按隐白、至阴二穴30～50次，力度稍轻。（3）点按肩、上臂、斜方肌各100次，为度以酸胀为宜。（4）按揉颈项50～100次，力度以胀疼为宜。

5.选准偏方，轻松赶走颈椎病

症 状	颈椎病	
偏方1	桑枝煲鸡 鸡1只洗净，切块，与老桑枝30克同放砂锅内，加适量水煲汤，调味，饮汤食鸡肉。	
偏方2	红豆薏米酒 薏米、红豆各200克，山药250克，洗净，晒干，放进1000毫升的白酒中，浸泡15天。每日一次，一次5毫升。	

颈椎病是一种进展缓慢的退行性常见多发性骨疾患，多见于中年人和老年人。颈椎病的症状非常丰富，多样而复杂，多数患者开始症状较轻，在以后逐渐加重，也有部分症状较重者。轻者头、颈、臂、手、上胸、背疼痛麻木；重者可出现四肢瘫痪、大小便失禁等。

我诊治过一位颈椎病的患者，她叫小玉，是一家公司的文员，老板很赏识小玉，因为她既有才干又深得人心，公司的员工也都特别喜欢小玉。小玉总是默默无闻，熬夜加班，为了省下中午的车程时间，小玉选择在公司趴在桌子上休息，时常会有脖子酸的情况。经过不懈的努力，还有老板的赏识，小玉从小小的文员升到了经理，由于小玉的责任心，她做每一件事都没有马虎过。回到家中，还得照顾一家人的生活，做饭、辅导孩子做功课，就是在这样的长期奋斗中，小玉的脖子感觉越来越酸痛，还时常会有头晕头痛的感觉，中午在公司休息的时候，脖子总是很难伸直。小玉说自从开始这份工作，不久就时常会有脖子酸痛，活动颈部有"嘎嘎"的响声，可小玉总是忽略不顾，认为就是简单的职业病。可是现在越来越严重，按压颈部有疼痛，有时疼痛剧烈，甚至影响了工作的进度。所以小玉利用周末时间去医院做了CT，医生说是患有颈椎病，照着医生说的做了颈椎牵引。

自从手术之后，小玉觉得轻松了很多，可有时还会复发，劳累、姿势不正及寒冷刺激后突然加剧，小玉觉得力不从心，本想因此放弃这份工作，她的老板听了急忙推荐她来我这就医，说我可以开一些有效的小偏方。小玉听了很高兴，急忙找到了我。针对小玉的这些情况，我给她开了一个偏方，桑枝煲鸡：1只鸡洗净，切块，与老桑枝30克同放锅内，加适量水煲汤，调味，饮汤食鸡肉。每日1次。

中医认为，桑枝微苦、性平，入肝经。可祛风湿、通经络、行水气。主风湿痹痛；脑卒中半身不遂；水肿脚气；肌体风痒。适用于肩臂、关节酸痛麻木、颈椎病等症。几周后，小玉找到我特意要请我吃顿饭，还说颈椎病已经困扰了她好多年，现在觉得脖子特别的灵活，并且觉得很轻松，她很开心。

颈椎病可发生于任何年龄，以40岁以上的中老年人为多。这让我想起一位我诊治过的患者，大家都叫他老郭，他今年47岁，是一名公务员，从事这份工作已经有20年。老郭三十几岁时，身体强壮，力大如牛，老郭在说起自己年轻时，满脸都是自豪感。可是最近一些毛病让老郭很是困扰，甚至影响了正常的工作和生活。老郭说："我最近出现了眩晕恶心，而且有想呕吐的欲望，最让我感觉困惑的是每次颈项转动时，这些病情都会出现，我都不知道是我头部有问题，还是颈椎不好的原因，我想您帮我看看。"我看了老郭的舌头，发现苔白腻厚，脉濡滑，当时老郭还痛苦地提起，他四肢乏力，食欲不佳，而且觉得头好重，针对老郭的这些情况，我判断是椎动脉型颈椎病，属于痰湿中阻类型，根据这些判断我给老郭开了一个偏方，红豆薏米酒：薏米、红豆各200克，山药250克，洗净，晒干，放进1000毫升的白酒中，浸泡15天。每日一次，一次5毫升。

《本草纲目》记载："薏米味甘淡，性凉。归脾、胃、肺经。具有健脾渗湿、清热排脓、除痹、利水的功能。"中医常用来治疗脾虚腹泻、肌肉酸重、关节疼痛、水肿、脚气等病症。红豆味甘、酸，性平。入心、小肠经。具有利水消肿、解毒祛湿等功效。可用于治疗水肿胀满、脚气水肿、黄疸尿赤、风湿热痹、痈肿疮毒、肠痈腹痛等。用薏米、红豆与山药泡酒喝，可健脾祛湿、止痛，适合痰湿中阻型的颈椎病患者服用。

6. 骨折不用急，偏方显神奇

症 状	骨折疼痛	
偏方1	蟹肉粥 新鲜河蟹2只，大米适量。大米煮粥，粥成时入蟹肉，再配以适量姜、醋和酱油，即可食用。每日服1～2次，连服1～2周。可益气养血、接骨续筋。	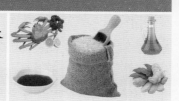
偏方2	接骨草酒 接骨草叶500克，白酒适量。将接骨草叶捣烂，加少许白酒炒至略带黄色，然后用小火煎6～8个小时，搓挤出药汁过滤，配成药酒500毫升。用时将接骨草酒浸湿夹板下纱布即可，每日2～3次。可消肿止痛。	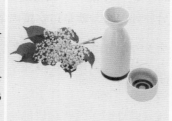

　　骨折是指由于外伤或病理等原因致使骨质部分或完全断裂的一种疾病。大多数骨折由创伤引起，称为创伤性骨折；其它的可由骨骼疾病所致，包括骨髓炎、骨肿瘤所致骨折破坏，受轻微外力即发生骨折，称为病理性骨折。其主要临床表现为：骨折部有局限性疼痛和压痛，局部肿胀和出现瘀斑，肢体功能部分或完全丧失，完全性骨质尚可出现肢体畸形及异常活动。

　　在现实生活中常见的是创伤性骨折，比如汽车撞击、摔倒、撞伤之类。若不小心发生骨折，为了促进骨折愈合，骨折病人的饮食可以根据病情的发展，在骨折后早、中、晚三个阶段，配以不同的中医药材食材，以促进血肿吸收或骨痂生成。

　　有一天我下班回来刚走到楼下，看到住五楼的小李胳膊用石膏吊着，他爱人小王扶着他，也正要上楼。跟我打了声招呼："柴老师回来了。"我嗯了一声，就问说："小李怎么了？"小王说："他不小心摔了一下，结果胳膊给摔折了，刚从医院回来呢。"我看了下，小李手腕到手肘处用夹板固定着，看来有得一阵子好受了，我问小王："好好的怎么会摔倒呢？"小李看着她笑了笑，不说话，小王很不好意思地看了他一眼，吞吞吐吐地说："我们吵架了……推了他一下……他就摔倒了……"我笑了起来："那你得有一阵要好好照顾他啦！"我们一边说一边上楼，我跟小王说："小李这个骨折，需要好好调理下，才会好得快，给你们推荐个小偏方：蟹肉粥，买2只新鲜河蟹，大米煮成粥时加入蟹肉，再配以适量姜、醋和酱油，即可食用。每日服1~2次，连服1~2周。可以益气养血，接骨续筋。河蟹属方蟹科动物，又名螃蟹，或小石蟹。蟹的种类繁多，有江蟹、湖蟹、海蟹、大石蟹等，入药多用河蟹。河蟹味咸，性寒，有小毒，归经。具有散血、续筋接骨和解漆毒的功效，对骨折后伤口的愈合有很好的疗效。"

小王说："这个我记下了，那还有没有其他的方子呢。"眼看到了二楼，我到家了，我说："干脆到我家来，我给你们再讲清楚点。"接下来我给他们介绍了另一种方法，就是边吃蟹肉粥，边用接骨草酒浸湿夹板润湿伤处。用接骨草叶500克，白酒适量。将接骨草叶捣烂，加少许白酒炒至略带黄色，然后用小火煎6~8个小时，搓挤出药汁过滤，配成药酒500毫升。用时将接骨草酒浸湿夹板下纱布即可，每日2~3次。

中医认为，接骨草味甘、淡，性温，归肝、肾经。全草入药，根能祛风消肿、舒筋活络，治风湿性关节炎，跌打损伤。本方有消肿止痛的作用，对皮肤无刺激，且可使患处末梢血管扩张，促进骨痂生长，从而有助于加速骨折的愈合。

小王和小李拿着方子走了，真心希望这对小夫妻从这次的事故后，更加珍惜他们的感情。看小王这么担心他，看来小李还是赚到了。

俗话说，"伤筋动骨一百天"，骨

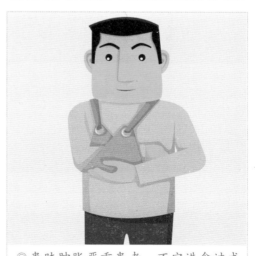

◎患肢肿胀严重患者，不宜进食过咸的食物，因为摄入过多量的钠可加重水肿

折早期一到两周的时间内，受伤部位瘀血肿胀、经脉和络脉不通、气血阻滞，治疗以活血化瘀、行气消散为主。中医认为，"瘀不去则骨不能生""瘀去新骨生"，消肿散瘀为骨折愈合之首要。饮食上以清淡为主，如蔬菜、蛋类、豆制品、水果、鱼汤、瘦肉等，忌食酸辣、燥热、油腻，不可过早食用肥腻滋补之品，如骨头汤、肥鸡、炖水鱼等，否则瘀血积滞，难以消散，会拖延病程，使骨痂生长迟缓，影响日后关节功能的恢复。食疗可用三七10克，当归10克，肉鸽1只，共炖熟烂，汤肉并进，每日1次，连续7~10天，可活血行气。

◈ 相关偏方

1.茶叶枸杞叶方：茶叶、枸杞叶各500克，面粉适量。上两味共晒干研成末，加适量面粉、水成糊状，压成小方块（约4克），烘干即得。每次服1块，成人每日2~3次，沸水冲泡饮用。对骨折有食疗功效。

2.猪骨消肿汤：新鲜猪长骨1000克，黄豆250克，丹参50克。先将丹参洗净，加水煮汁，其汁与猪骨、黄豆同煮，待烂熟，加入少量桂皮、盐即成。每日服1~2次，连服1~2周。补虚益胃，消肿止痛。对骨折肿痛明显、胃纳较差者有食疗功效。

3.月季花汤：开败的月季花3~5朵，冰糖30克。月季花洗净，加水2杯，小火煎至1杯。加冰糖，候温顿服。每日1~2次，连服3~4周。本方活血化瘀。对骨折初期兼气血不调者，有一定的食疗效果。

4.川芎丹参红花壮骨酒：川芎50克，丹参50克，鱼骨20克，红花15克，白酒250毫升。先将鱼骨用菜油煎至色黄酥脆，与其余药物共为粗末，泡入白酒中，7日后即可服用。每服25毫升，连服10~15日。活血化瘀，消肿止痛。适用于骨折初期的治疗，症见伤处肿痛、瘀斑、周身不适、酸楚疼痛。

5.三七酒：三七10~30克，白酒500毫升。泡7天后服。每次5~10毫升，每日2~3次。治跌打伤筋、疼痛。